U0353462

自我防病治病的特效妙方
家庭医疗保健的必备良方

特效穴位按摩

治百病

张威 编著

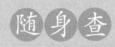

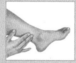

天津出版传媒集团

天津科学技术出版社

图书在版编目（CIP）数据

特效穴位按摩治百病随身查 / 张威编著 . — 天津：天津科学技术出版社，2014.1（2024.7 重印）

ISBN 978-7-5308-8619-9

Ⅰ . ①特… Ⅱ . ①张… Ⅲ . ①穴位按压疗法 Ⅳ . ① R245.9

中国版本图书馆 CIP 数据核字（2013）第 319266 号

———————————————————————

特效穴位按摩治百病随身查

TEXIAO XUEWEI ANMO ZHIBAIBING SUISHENCHA

策划编辑：杨 譞

责任编辑：孟祥刚

责任印制：刘 彤

出 版：天津出版传媒集团
天津科学技术出版社

地 址：天津市西康路 35 号

邮 编：300051

电 话：（022）23332490

网 址：www.tjkjcbs.com.cn

发 行：新华书店经销

印 刷：河北松源印刷有限公司

———————————————————————

开本 880×1230 1/64 印张 5 字数 152 000

2024 年 7 月第 1 版第 3 次印刷

定价：58.00 元

穴位按摩是中华传统养生医学中的一朵奇葩，有两千多年的历史，并在医疗实践中不断发展、日臻完善。它以简便易行，主动性强，治疗范围广，效果显著等特点，受到广大民众的普遍欢迎。通过在人体特效穴位上进行按、摩、推、拿、捏、掐、揉、拍、击、点、擦、搓、摇、滚手法按摩，不但可以保健身体，还能迅速治疗一些病症，非常适合家庭运用。

为此，我们精心编写了这本《特效穴位按摩治百病随身查》，本书详细介绍了反射区按摩法和全身按摩治病法，其中包括足部、手部、耳部反射区的基本知识，全身按摩的方法，以及利用全身各部和反射区治疗生活中的一些常见病和多发病，如糖尿病、高血压、哮喘、肠胃炎、风湿等慢性病，以及便秘、腹泻等。以期读者在紧张的生活、工作之余，能参照此书轻松地做到：有病治病，无病防病；自我保健，延年益寿。

为方便读者学习和使用，本书以浅显易懂的文字、生动形象的图片，向读者介绍和展示了针对某一疾患的实际按摩操作过程，对按摩的方法、按摩的力度和每次按摩的时间也做了清晰的提示，其实用性强，适应面广，是医疗、家庭保健颇有价值的参考书。我们也希望中医按摩这一简便易行、安全有效、经济实用的传统自然疗法，能够更广泛地服务于大众，给广大读者带来切实的帮助。

值得注意的是，许多疾病的致病因素比较复杂，病情变化也较快，按摩并不能完全替代其他处方，一旦生病，请及时接受医药治疗。

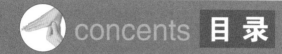

concents 目录

3 手部反射区特效穴位按摩

4 耳部反射区特效穴位按摩

5 全身穴位特效按摩

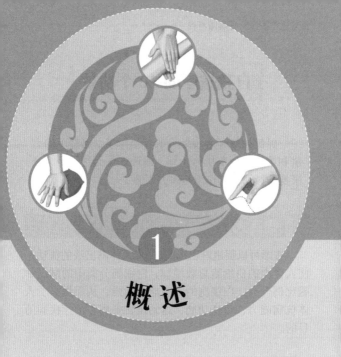

1

概述

　　中医按摩是祖国医学的重要组成部分，是研究防治皮肉、筋骨、气血、经络、脏腑损伤疾患的一门科学。它是一种适应证十分广泛的物理疗法，适用于伤科、内科、外科、妇科、儿科、五官科等疾病，属祖国医学的外治法范畴。按，是单纯地向下用力；摩，是在体表做环形摩按。早期的按摩手法种类很少，适应证也较少，随着时代的推移，由按、摩等手法逐渐发展出推法、拿法、摇法等。

自我按摩的 10 个功效

保健按摩是通过外力的直接作用，通过手的力量和技巧以调节机体生理、病理变化而达到治疗和康复的目的，其作用是多方面的。

1 提高人体抗病能力

按摩可以促进淋巴形成，加速人体淋巴液的流动，使人体内的白细胞总数增加、白细胞分类中的淋巴细胞比例升高、白细胞的吞噬能力增强，从而提高了人体抗病能力、免疫功能，达到预防疾病和治疗疾病的目的。

2 调整内脏功能紊乱

按摩对内脏具有双向的调节作用。对胃肠蠕动快的可以减缓胃肠蠕动，对胃肠蠕动慢的可以加快胃肠蠕动，从而促进人体对饮食有效的消化和吸收。

3 减轻和消除心理疲劳

人体的疲劳包括心理的和肉体的。心理疲劳主要表现为头晕、焦虑、抑郁、记忆力减退、注意力不集中、工作能力下降等。按摩可以调节自主神经系统的功能，改善大脑的血液供应，缓解精神疲劳，保护大脑。

4 减轻和消除肌肉疲劳

按摩可以促进肌肉纤维的收缩和伸展运动，增强肌肉的弹性。按摩可以促进人体内血液和淋巴液的循环，从而可以改善肌肉的营养状况。

5 解除肌肉痉挛

按摩既可以通过肌肉的牵张反射直接抑制肌肉的痉挛，又可以通过消除疼痛源而解除肌肉的痉挛。

6 松解粘连

软组织粘连是引起运动功能障碍和疼痛的主要原因，按摩可以直接分离粘连。

7 使肿胀和瘀血消散

按摩可以促进被按摩部位毛细血管的扩张，加快静脉血回流，从而可以促进炎症渗出物的吸收，使局部肿胀和瘀血消散。

8 改善血液循环

按摩可以使被按摩部位的毛细血管扩张，改善被按摩部位的血液循环，并且可以反射性地调节全身的血液循环。

9 减肥和美容

按摩可以减少脂肪在人体内的堆积，使人体内多余的脂肪转化成热量，从而起到减肥和美容的作用。

10 使人心情愉悦

按摩可以调畅人体的气机，疏肝解郁。所以当你心情不舒畅的时候，在接受按摩后会使你神清气爽，一切烦恼和不如意都会随之消散。

自我按摩的 3 个优点

中医保健按摩是"以人疗人"的方法，属于现代所崇尚的自然疗法的一种，具有其他药物疗法所无可比拟的优势：

1 简便易行

只要学会常用的各种手法，无须任何特殊设备，只用一双手，随时随地就可以进行治疗。

2 安全有效

保健按摩只要掌握手法要领，认真对待，的确是一种安全可靠、无副作用的"绿色疗法"。

3 适应证广泛

现在中医保健按摩已经适用于临床各科的某些疾病（不是所有的疾病），尤其对一些运动系统的伤病，慢性、功能性疾病，以及某些器质性病变均有良好的治疗效果。

反射区与穴位按摩的 2 个关键词

　　所谓"反射区"，也就是指人体的各组织器官、五脏六腑，在其足、手、耳等部位均有相对应的解剖位置，这一解剖位置就称为"反射区"。"穴位"亦称腧穴，是针灸施术之处，是脏腑经络之气输注于体表的部位。

反射区按摩

足部反射区

　　足是人体重要的组成部分，足处在人体最低部位，它由 52 块骨骼、66 个关节、40 条肌肉和多条韧带组成。双脚密布着丰富的毛细血管、淋巴管和神经末梢，与人体五脏六腑和大脑组织密切相关。足作为人体的基石，它如果出现异常，人体的各组

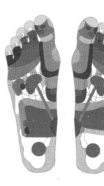

织器官必将出现异常。因此，双足健康是人体健康的保证，足可以说是人体的第二心脏。

足部反射区按摩，是我国传统医学中独特的治疗方法之一，是祖国医学的宝贵遗产。它运用不同的手法，刺激人体双足的反射区，产生神经反射作用，来调节机体内环境的平衡，发挥机体各组织器官潜在的原动力，从而起到调节机体各组织器官的生理功能，加速血液循环，促进内分泌功能，加强机体的新陈代谢，达到治病和保健的目的。

手部反射区

手部反射区按摩是指在手部的反射区及经穴等部位上，进行手法按摩或借用按摩工具对这些部位加以刺激，以达到预防和治疗疾病目的的一种方法。

人的双手分布有丰富的神经与血管系统，中医学认为手部是手经脉的起止交会点，分布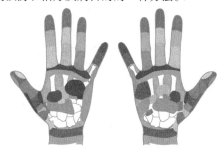有二十多个人体重要的经穴，还有更多的经外奇穴与有效刺激点，可治疗多种疾病。

耳部反射区

耳郭是人体的缩形，人体各部位在耳郭的分布好似一个倒置的胎儿。"耳者，宗脉之所聚也"，十二经脉皆通于耳，耳部有反射身体各部位的丰富穴位，所以人体某一脏腑和部位发生病变时，可通过经络反映到耳郭相应点位上。

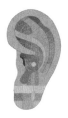

穴位按摩

人体穴位主要有三大作用，它既是经络之气输注于体表的部位，又是疾病反映于体表的部位，还是针灸、推拿、气功等疗法的施术部位。穴位具有"按之快然""驱病迅速"的神奇功效。

从中医角度来看，按摩人体的穴位或某些特定部位，可以起到疏经通络，活血化瘀，理筋整复，调整营卫气血，协调阴阳的作用，从而达到防病治病、强身健体的目的。

自我按摩的14种常用手法

按摩手法是指施术者进行操作的动作，可以用手指、手掌、肘部以及身体的其他部位作用于受术者的体表，通过施以一定的力度，对患者疾病进行治疗的手段。

按摩手法的种类很多，如按法、摩法、推法、拿法、捏法、掐法、揉法、拍法等。在实际应用中常常把两种或多种手法结合起来形成各种复合手法，如按法常与揉法、压法等结合，组成"按揉法""按压法"等复合手法。其他复合手法还有捏拿法、捏揉法、搓摩法、推挤法、拔伸法、弹拨法、勾点法、梳理法、推擦法、捻揉法、指甲推法、拇指按压法、曲示指点法、一指禅推法等。虽然按摩手法繁多复杂，但都有其共同的要求，即持久、有力、均匀、柔和。为了方便学习和使用，现列举以下几种常用的基本手法。

一、按法

指用手指、掌根或肘部按压体表或穴位，逐渐用力深压的一种手法，主要有指按法、掌按法、肘按法三种。

[操作]

❶ 指按法：用拇指端或指腹垂直向下按压穴位（图1）。

❷ 掌按法：用手掌向下按压体表的方法，可用单掌或双掌按，也可用双掌重叠按压（图2）。

❸ 掌根按法：用掌根着力，向下按患者体表的方法（图3）。

❹ 肘按法：肘关节屈曲，以肘关节尺骨鹰嘴突起部着力于施术部位用力按压（图4）。

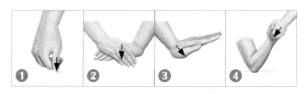

[要领]

❶ 着力部位要紧贴体表，不可移动。

❷ 用力要由轻而重，再到轻，可配合重心的移位。

❸ 忌用暴力。

[适用范围]

　　按法是一种刺激较强的手法。指按法适用于全身各部分的穴位，掌按法常用于背腰、下肢、臀部等部位。按法具有放松肌肉、矫正畸形、安心宁神、镇静止痛等作用。

二、摩法

用手指或手掌在体表部位做有节律的直线往返或环形移动的手法。

[操作]

❶ 指摩法：用示指、中指、无名指相并，指面附着于体表，做节律性环旋运动（图 5）。

❷ 掌摩法：用手掌面附着于体表，连同前臂做节律性的环旋或往返运动（图 6）。

❸ 四指摩法：以示指、中指、无名指、小指指腹协同作用，以腕关节的活动带动进行环转抚摩的方法（图 7）。

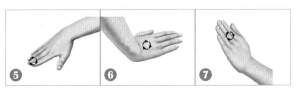

❺　　　❻　　　❼

[要领]

❶ 肘关节自然屈曲、腕部放松。

❷ 指掌自然伸直。

❸ 动作缓和而协调。

❹ 指摩法每分钟 120 次，掌摩法每分钟 80 次。

[适用范围]

摩法轻柔缓和，常用于胸腹、肋部操作，具有行

气和血、理气和中、祛瘀消肿、清腑排浊、健脾和胃
等作用。

三、推法

　　用手或拳在体表做直线缓慢运动。

[操作]

❶ 拇指直推法：用拇指指腹在颈项、手、足等部位做
推动或双指重叠加力（图8）。

❷ 全掌直推法：用全掌着力于背、腰或四肢处做推动，
力量深透，单方向直推（图9）。

❸ 掌根反推法：用掌根作用于背、腰、臀及下肢部，
着力深透，单方向直推（图10）。

❹ 拳推法：用示指、中指、无名指、小指指间关节作
用于脊柱两侧做推法（图11）。

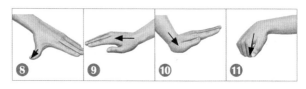

[要领]

❶ 紧贴体表，带动皮下肌肉组织。

❷ 单方向直线缓慢运动。

❸ 局部涂抹按摩油。

[适用范围]

　　推法可在人体各部位使用。具有疏通经络、行气活血、消积导滞、解痉镇痛等作用。

四、拿法

　　手指呈钳形，提拿局部肌肉或肌筋的方法。

[操作]

❶ 二指拿法：用拇、示指提拿穴位（图12）。

❷ 三指或四指拿法：用拇、示、中或拇、示、中、无名指提拿颈项部或上肢及腕、踝关节（图13）。

❸ 五指拿法：用拇指与其余四指提拿肩、四肢等部位（图14）。

❹ 掌拿法：掌心紧贴应拿部位，进行较缓慢拿揉动作。掌心与局部贴紧，四指与掌根和拇指合力对拿，着力面要轻重适宜（图15）。

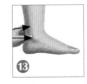

❺ 抖动拿法：用指拿法或掌拿法提起肌肉，进行较快均匀抖动的方法，指腹与掌

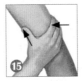

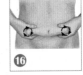

根着力，均匀地前后抖动 3 ~ 8 次，然后慢慢松开，反复数次，动作和缓连续，勿要掐皮肤（图 16）。

[要领]

❶ 腕关节要放松，摆动灵活。

❷ 手指之间相对用力，力量由轻而重。

❸ 动作缓和有连贯性。

❹ 频率为每分钟 60 ~ 80 次。

[适用范围]

　　拿法刺激较强，多用于较厚的肌肉筋腱，具有通经活络、行气开窍、祛风散寒、解痉止痛等作用。

五、捏法

　　指用指腹相对用力挤捏肌肤的手法。

[操作]

　　用拇指与示指或拇指与其余四指相对用力，捏挤施术部位（图 17）。

[要领]

❶ 相对用力，由轻而重。

❷ 腕关节放松，手法灵活，不可用蛮力。

[适用范围]

　　捏法常用于头颈、项背、背腰和四肢，具有舒筋通络、行气活血、调理脾胃、消积化痰等作用。

六、掐法

用手指指甲按压穴位的手法。

[操作]

拇指微屈，以拇指指甲着力于体表穴位进行按压（图18）。

[要领]

❶ 操作时垂直用力按压，不能抠动，以免掐破皮肤。

❷ 掐后常继以揉法，以缓和刺激。

❸ 不宜做反复长时间的应用。

[适用范围]

掐法常用于人中等感觉较敏锐的穴位。具有开窍醒脑、回阳救逆、疏通经络、运行气血等作用。

七、揉法

用手指、手掌或鱼际部（手掌的两侧呈鱼腹状隆起处，外侧者叫大鱼际，内侧者叫作小鱼际）在体表穴位处做轻柔缓和的揉动的手法。

[操作]

❶ 指揉法：用拇指指腹或示、中指指腹揉动体表的穴位（图19）。

❷ 大鱼际揉法：用手掌大鱼际在体表

的腰、腹、四肢等处
揉动（图 20）。

❸ 掌根揉法：用手掌掌
根在体表的腰、腹、四
肢等处揉动（图 21）。

[要领]

❶ 紧贴体表，带动皮下肌肉组织。

❷ 腕部放松，以肘部为支点，前臂做主动摆动，带动
腕部做轻柔缓和的摆动。

❸ 频率为每分钟 120 ~ 160 次。

[适用范围]

　　揉法轻柔缓和，刺激量小，适用于全身各部位。
具有消积导滞、活血化瘀、舒筋活络、缓解痉挛、消
肿止痛、祛风散寒等作用。

八、拍法

　　用手指或手掌平稳而有节奏地拍打体表的手法。

[操作]

❶ 指拍法：用示指、中
指、无名指、小指四指
的指腹并拢，拍打体表
穴位或部位（图 22）。

❷ 虚掌拍法：用虚掌

拍打体表的部位（图 23）。

[要领]

❶ 腕关节放松，摆动灵活。

❷ 动作连续而有节奏，不可忽快忽慢。

❸ 指掌同时用力，避免抽拖的动作。

[适用范围]

拍法主要作用于背部、肩部、腰臀及下肢部位。具有舒筋活络、行气活血、解除痉挛等作用。

九、击法

用手的某一部位轻轻叩击体表部位的手法，又叫叩法。

[操作]

❶ 侧击法：手指自然伸直，腕略背屈，用单手或双手小鱼际部击打体表（图 24）。

❷ 掌击法：手指自然分开，腕伸直，用掌根部击打体表（图 25）。

❸ 拳击法：手握拳，腕伸直，击打体表（图 26）。

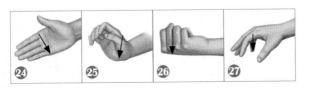

㉔　㉕　㉖　㉗

④ 指尖击法：用指端轻轻击打体表，如雨点下落（图 27）。

[要领]

❶ 腕关节放松，摆动灵活。

❷ 垂直用力，快速而短暂，有节律性。

❸ 不能有抽拖动作。

❹ 忌用暴力。

❺ 手法熟练时，可发出清脆的响声。

[适用范围]

　　侧击法多用于背腰、下肢，掌击法多用于腰臀、下肢，拳击法多用于背腰部，指尖击法多用于头部。击法具有舒筋通络、调和气血、提神解疲等作用。

十、点法

　　用指端或指间关节等突起部位，固定于体表某个部位或穴位上点压的方法。

[操作]

❶ 拇指点法：用拇指端点按在施术部位的穴位上，拇指指端着力，点按时拇指与施术部位呈80°角（图 28）。

❷ 屈示指点法：用示指关节背侧面突起处

点穴的方法。用拇指
指间关节背侧面顶示
指近端指间关节掌面
（图29）。

❸ 握拳点法：握拳屈
拇指，用拇指关节背面突起处点压的方法（图30）。

❹ 三指点法：用三指点体表某部位的方法。三指并点
法：即示、中、无名指指端并拢，用指端点压在经络上，
定而不移（图31）。

[要领]

❶ 垂直用力，逐渐加重。

❷ 操作时间宜短，点到而止。

❸ 忌用暴力。

[适用范围]

　　点法作用面积小，刺激量大，可用于全身穴位。
具有疏通经络、调理脏腑、活血止痛等作用。

十一、擦法

　　用手掌的大鱼际、小鱼际或掌根等部位附着在一
定皮肤表面，做直线来回摩擦的手法。

[操作]

❶ 大鱼际擦法：手指并拢微屈成虚掌，用大鱼际及掌
根部紧贴皮肤做直线往返摩擦，连续反复操作，以透

热为度。用于四肢、腰骶（图32）。

② 小鱼际擦法：手掌伸直，用小鱼际的尺侧部紧贴皮肤，做直线往返，反复操作，以透热为度。用于腰骶、四肢、脊柱两侧（图33）。

③ 掌擦法：手掌自然伸直，紧贴于皮肤，做直线往返，反复操作，以皮肤透热为度。用于胸腹部、四肢部、肩背部（图34）。

[要领]

① 腕关节伸直，使前臂与手接近相平。

② 紧贴体表。

③ 推动幅度要大。

④ 涂抹按摩油。

⑤ 频率为每分钟 100 ~ 120 次。

[适用范围]

　　擦法是一种柔和温热的刺激，可用于身体各部。具有行气活血、温通经络、健脾和胃、消肿止痛等作用。

十二、搓法

　　指用双手掌面夹住施术部位，相对用力做快速搓揉，同时上下往返移动的手法。

[操作]

　　以在手臂施用搓法为例，用两手掌面夹住手臂，用力做相反方向的快速搓揉动作,同时上下往返移动。

[要领]

❶ 用力要均匀,方向相反。

❷ 搓揉动作要快,但在足部的移动要慢。

❸ 搓揉动作灵活而连贯。

[适用范围]

搓法常用于背腰及四肢,以四肢最常用。具有通经活络、调和气血、放松肌肉、解除疲劳等作用(图35)。

十三、摇法

指一手握住或按住患者某一关节近端的肢体,另一手握住关节远端的肢体,以被摇关节为轴,使肢体被动旋转活动的手法。

[操作]

摇法主要有摇指、摇腕、摇肩、摇腰、摇踝等几种。如摇指法即用一手握住另一手的手指做顺、逆时针环绕摇动的方法(图36)。

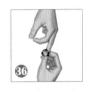

[要领]

❶ 幅度要由小到大,速度要由慢到快。

❷ 要控制在各关节生理功能许可的范围之内进行,忌用力过猛。

[适用范围]

摇法适用于颈、项、肩、腰和四肢关节。具有滑利关节、松解粘连、解除痉挛、整复错位等作用。

十四、滚法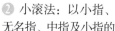

以第五掌指关节背侧贴于施术部位，通过腕关节的屈伸运动和前臂的旋转运动，使小鱼际和手背在施术部位上做连续不断的滚动。

[操作]

❶ 大滚法：以小鱼际和手背在施术部位上做连续滚动（图37）。

❷ 小滚法：以小指、无名指、中指及小指的

第1节指背在施术部位上做连续不断的滚动（图38）。

[要领]

❶ 肩关节放松，腕关节放松，手指自然弯曲。

❷ 腕关节屈伸幅度在120°左右，掌背的1/2面积接触治疗部位。

❸ 要在治疗部位上滚动，不要拖动或空转。

[适用范围]

滚法压力较大，接触面较广，适用于肩背、腰臀、四肢等处。具有疏通经络、活血止痛、解除痉挛等作用。

按摩的 10 大必知事项

按摩治疗各科疾病比较安全、可靠，但做保健按摩时还应注意以下几个问题，以免出现不良反应及意外。

❶ 家庭按摩一定要在明确诊断的基础上进行，禁止不明病情，不分穴位，不通手法就进行按摩。对病情较重者应慎重从事。一是不要无根据地下判断，二是不要马上停药和停止原来的治疗，待病情好转后再考虑自我按摩，以免延误病情。

❷ 患者在过于饥饿、饱胀、疲劳、精神紧张时，以及在大怒、大喜、大恐、大悲等情绪激动的情况下，不要立即进行按摩。

❸ 按摩时要保持一定的室温和清洁肃静的环境，既不可过冷，也不可过热，以防感冒和影响按摩。

❹ 按摩前按摩者一定要修剪指甲，不戴戒指、手链、手表等硬物，以免划破皮肤，并注意按摩前后个人的卫生清洁。

❺ 按摩时要随时调整姿势，使自己处在一个合适松弛的体位上，从而有利于按摩的持久。

⑥ 为了避免按摩时过度刺激被按摩部位暴露的皮肤，可以选用一些皮肤润滑剂，如爽身粉、按摩膏、凡士林等，按摩时涂在被按摩部位的皮肤上，然后进行按摩。

⑦ 按摩时要用力适中，先轻后重，由浅入深，严禁暴力或蛮劲损伤皮肤筋骨；手法应协调柔和，切忌生硬粗暴。

⑧ 进行足部按摩时，患者在洗脚时要剪短脚趾甲、修磨过厚的脚垫。有足癣者先抹药膏再按摩。

⑨ 外耳患有炎症，如湿疹、溃疡、冻疮等时暂不宜用耳部反射区疗法，待其愈后再进行耳部反射区按摩治疗。

⑩ 按摩时间，每次以 20 ~ 30 分钟为宜。

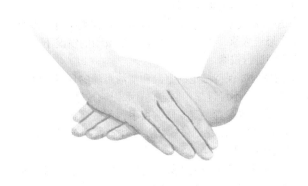

穴位按摩的禁忌证

按摩疗法虽相对安全、无副作用，但它亦有一定的禁忌证，如使用不当，则会引起不良后果。

❶ 下列疾病属按摩的严格禁忌范围：

（1）年老体弱、病重、极度虚弱经不起按摩者。

（2）骨折早期。

（3）一些感染性疾病，如化脓性骨关节炎、脊髓炎、丹毒等。

（4）皮肤破损、感染、烫伤或有严重皮肤病的患者，其病损局部和病灶部位禁止按摩。

（5）严重的心脏病患者。

（6）有脑血管意外先兆者。

（7）急性传染病患者，如急性肝炎、活动性肺结核、脑膜炎等。

（8）精神病情绪不稳定者。

（9）酒后神志不清者。

（10）高热者。

（11）截瘫初期。

（12）恶性肿瘤和艾滋病患者。

（13）出血性疾病或有出血倾向者，如外伤出血、胃肠溃疡性便血、呕血、尿血、子宫出血、恶性贫血、白血病等。

（14）有其他诊断不明的可疑病症者。

❷下列情况应该慎用按摩方法治疗：

（1）怀孕者，腹部、腰骶部一般慎用手法，有些穴位如合谷、肩井、三阴交，据记载受刺激后可能引起流产，也不宜使用。其他部位不宜使用重刺激手法。

（2）剧烈运动后及极度疲劳者，应休息一段时间后再考虑按摩。

（3）妇女月经期间。

（4）饥饿时。

（5）饭后45分钟内，或腹胀时。

（6）酒醉者。

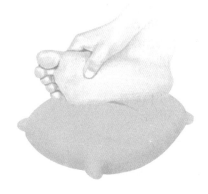

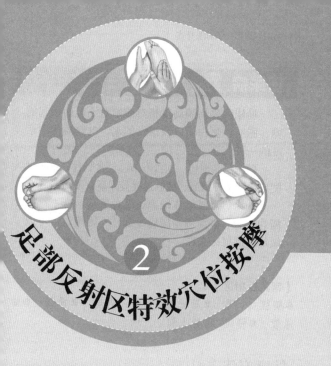

足部反射区特效穴位按摩 2

　　脚被誉为人体的"第二心脏"，人体各器官和部位在足部有着相对应的区域，可以反映相应脏腑器官的生理病理信息，这就是足部反射区。利用按摩手法对足部反射区施加特定压力，进行有效的良性刺激，可以缓解人体内部的紧张状态，调节人体各组织器官的机能，以达到增强体质、防治疾病、消除不适感等保健效果。

糖尿病

糖尿病是指胰岛素相对或绝对不足而引起的糖、脂肪、蛋白质以及继发的水、电解质代谢紊乱的一种疾病。

糖尿病与遗传、饮食不节、过食肥甘、饮酒过度或长期精神刺激、劳欲过度等因素有密切关系。

如果患者趾端皮肤凉、颜色紫褐、麻木、刺痛灼疼、有破溃等糖尿病足症状，则绝对不可以做足部反射区按摩。

【常用反射区】

●胰腺 ●胃 ●脑垂体 ●十二指肠 ●肾脏 ●输尿管 ●膀胱 ●肾上腺

按摩方法

❶ 双足对搓 5 ~ 10 分钟。

❷ 揉压双足肾脏反射区 2 ~ 3 分钟。

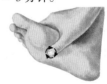

❸ 揉压双足肾上腺反射区 2 ~ 3 分钟。

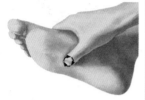

❹ 揉压双足膀胱反射区 2 ~ 3 分钟。

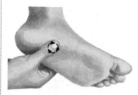

❺ 推双足输尿管反射区 2 ~ 3 分钟。

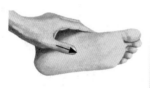

❻ 屈示指点胃反射区 3 ~ 5 分钟。

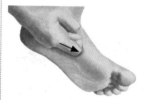

❼ 屈示指点十二指肠反射区 3 ~ 5 分钟。

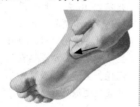

❽ 拇指重推足底正中线 3 分钟。

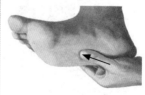

⑨ 双手拇指、示指揉双足大踇趾 5 分钟。

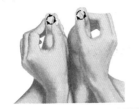

⑩ 拇指按压脑垂体反射区 5 分钟。

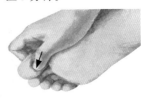

⑪ 按压胰腺反射区 5 分钟。

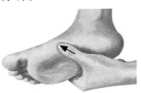

⑫ 拇指平推足大踇趾从趾根至趾尖 3 ~ 5 分钟。

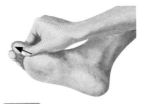

⑬ 捏揉足跟 3 ~ 5 分钟。

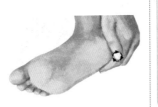

小贴士

冬瓜皮、西瓜皮各15克，天花粉10克。上药同入砂锅，加水适量，文火煎煮取汁去渣，口服，每日2 ~ 3 次。本方清热养阴润燥，主治口渴多饮、尿液混浊之糖尿病。

高血压病 🏥

　　高血压病是以动脉血压增高，尤其是舒张压持续升高为特点的全身性、慢性血管疾病，常伴有头痛、头晕、耳鸣、健忘、失眠、心悸等症状。

【常用反射区】

●头　●耳　●肾脏　●输尿管

按摩方法 👆

① 拇指揉头部反射区2～3分钟。

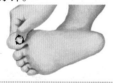

② 按压耳部反射区2～3分钟。

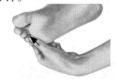

③ 以指推肾脏反射区2～3分钟。

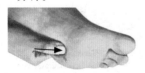

④ 推输尿管反射区2～3分钟。

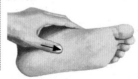

高脂血症

高脂血症是指血浆脂原浓度明显超过正常范围的一种慢性病症，一般以测定血浆胆固醇和三酰甘油含量为诊断本病的结论。

【常用反射区】

● 甲状腺　● 脾　● 输尿管　● 肾脏　● 甲状旁腺
● 胰腺　● 胃　● 肾上腺　● 颈项　● 心脏

按摩方法

① 双足取穴自下向上推按甲状腺反射区各 5 分钟。

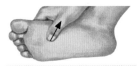

② 拇指用力按揉左足脾反射区 5 分钟。

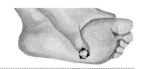

③ 拇指平推输尿管反射区 1 分钟。

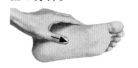

④ 点按肾脏反射区 30 秒。

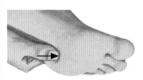

⑤ 捏拿甲状旁腺反射区 1 分钟。

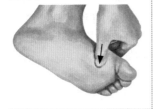

⑥ 捏揉胰腺反射区 30 秒。

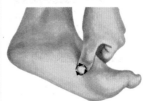

⑦ 指推按胃反射区 30 秒。

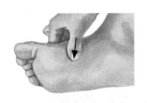

⑧ 按揉肾上腺反射区 30 秒。

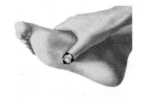

⑨ 按压颈项反射区 1 分钟。

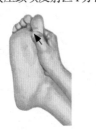

⑩ 按揉心脏反射区 1 分钟。

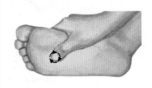

冠心病 ➕

　　冠心病全称为"冠状动脉粥样硬化性心脏病"，是指由于冠状动脉循环改变引起的冠状血流和心肌需求之间不平衡而导致的心肌损害的一种病症。

【常用反射区】

●胃　●十二指肠　●肾脏　●肾上腺　●输尿管　●膀胱　●小肠　●心脏　●腹腔神经丛　●脾　●胰腺　●平衡器官

按摩方法 🤚

① 拇指按揉心脏反射区 5 分钟。

② 按压小肠反射区 3 ~ 5 分钟。

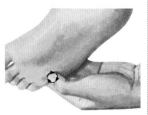
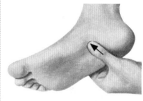

❸ 以指按压胃反射区 3 ~ 5 分钟。

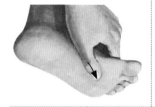

❹ 按压十二指肠反射区 3 ~ 5 分钟。

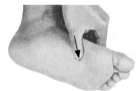

❺ 拇指按压脾反射区 3 ~ 5 分钟。

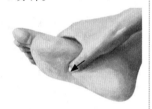

❻ 按压足部腹腔神经丛反射区 3 ~ 5 分钟。

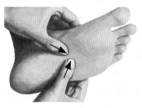

❼ 拇指平推肾脏反射区 3 ~ 5 分钟。

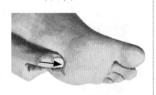

❽ 拇指平推肾上腺反射区 3 ~ 5 分钟。

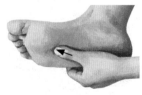

⑨ 拇指平推输尿管反射区 3 ~ 5 分钟。

⑩ 拇指平推膀胱反射区 3 ~ 5 分钟。

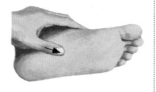

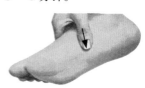

⑪ 拇指平推平衡器官反射区 3 ~ 5 分钟。

⑫ 拇指端点按太溪穴 3 ~ 5 分钟。

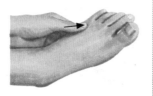

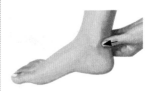

⑬ 拇指端点按胰腺反射区 3 ~ 5 分钟。

⑭ 拇指平推压涌泉穴 3 ~ 5 分钟。

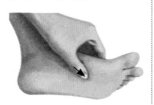

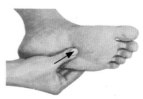

颈椎病

颈椎病又称颈椎综合征，临床上将凡因颈部长期劳损以及软组织退行性变所引起的颈脊髓、颈神经根或颈部血管的压迫和刺激而产生的眩晕、肩臂痛、肢体麻木甚至瘫痪等一系列的综合症状，称为颈椎病。

【常用反射区】

● 颈项 ● 肩胛 ● 肩关节 ● 颈椎 ● 肾脏 ● 输尿管 ● 膀胱

按摩方法

① 按揉颈椎反射区 30 秒。

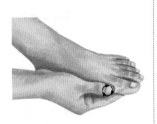

② 按揉颈项反射区 30 秒。

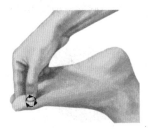

❸ 推擦肾脏反射区 30 秒。

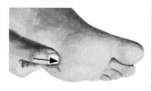

❹ 推擦输尿管反射区 30 秒。

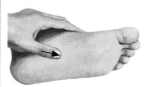

❺ 平推肩胛反射区 30 秒。

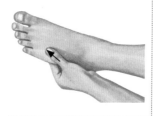

❻ 平推颈项反射区 30 秒。

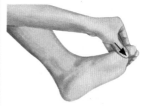

❼ 推擦膀胱反射区 30 秒。

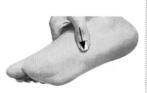

❽ 点按肩关节反射区 30 秒。

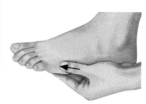

腰椎间盘突出症 🔲

　　腰椎间盘突出症是指由于各种原因导致腰椎间盘的纤维环破裂，其中的髓核连同残存的纤维环和覆盖其上的后纵韧带向椎管内突出，刺激或压迫脊神经根或马尾神经而产生腰痛和下肢坐骨神经痛等症状的一种病症。

【常用反射区】

●肾脏　●输尿管　●膀胱　●肾上腺　●脑垂体　●腹腔神经丛　●生殖腺　●脑　●额窦　●肝脏　●腰椎　●骶骨

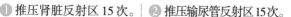

按摩方法 🖐

① 推压肾脏反射区 15 次。	② 推压输尿管反射区 15次。

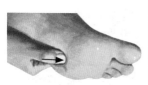 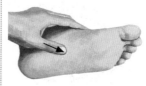

❸ 推压膀胱反射区 15 次。

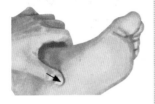

❹ 按揉脑反射区 3 分钟。

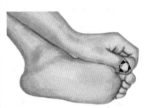

❺ 按揉额窦反射区 3 分钟。

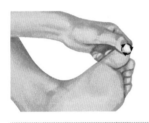

❻ 推腹腔神经丛反射区 3 分钟。

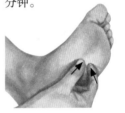

❼ 按揉肝脏反射区 2 分钟。

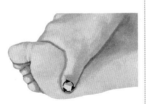

❽ 点肾上腺反射区 10 次。

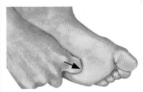

⑨ 按脑垂体反射区 10 次。

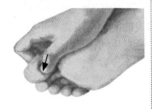

⑩ 推腰椎反射区 20 次。

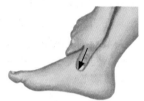

⑪ 推腰骶骨反射区 20 次。

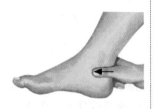

⑫ 推生殖腺反射区 20 次。

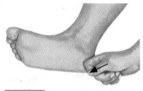

⑬ 擦足底正中线，以透热为度。

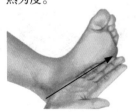

小贴士

有一种简便易行的腰腿功法对腰椎间盘突出症有良效，方法是：俯卧在硬板床上，两手臂置于胯侧，手背紧贴床面，躺平后双腿伸直往上翘，头部也随胸部抬起。每次做 5～10 遍。

肩周炎 ✚

　　肩周炎是肩关节周围炎的简称，主要是指肩关节周围的软组织和关节囊发生的慢性无菌性炎症，使肩关节周围疼痛并最终导致关节粘连、肩袖撕裂等。

【常用反射区】

●脑垂体 ●肾上腺 ●肾脏 ●输尿管 ●膀胱 ●颈项 ●腹腔神经丛 ●小脑、脑干 ●肩胛骨 ●肘关节 ●肩关节 ●髋关节

按摩方法

❶ 对搓双足底 3 分钟。

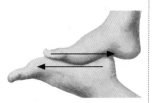

❷ 拇指按揉双足颈项反射区 30 次。

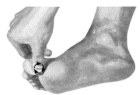

❸ 按压双足脑垂体反射区 30 次。

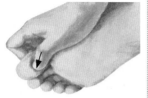

❹ 推双足腹腔神经丛反射区 30 次。

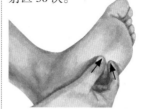

❺ 推压双足肾上腺反射区 30 次。

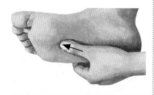

❻ 推双足肾脏反射区 50 次。

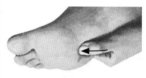

❼ 拇指推双足输尿管反射区 30 次。

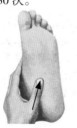

❽ 拇指推压双足膀胱反射区 50 次。

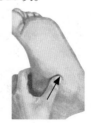

⑨ 拇示指捏肩关节反射区 30 次。

⑩ 拇示指捏髋关节反射区 30 次。

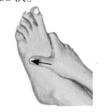

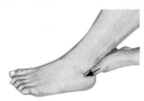

⑪ 拇示指捏肘关节反射区 30 次。

⑫ 拇示指捏小脑、脑干反射区 30 次。

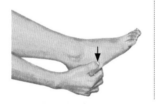

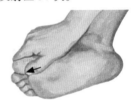

小贴士

治疗肩周炎妙法：取一只白色无毒的塑料薄膜袋，剪成比患部稍大些的面积，然后将水烧开，待水温降至 30 ~ 40℃时，滴少许白酒于温水中，再将塑膜置于温水中浸泡 1 ~ 2 分钟，然后将其贴于患处，蘸些许温水于塑膜上，快速穿上内衣。塑膜 1 天换 1 次，坚持一段时间即有效果。

风湿病

在现代的医学中，所谓的风湿病是包括将近一百多种结缔组织的疾病，它们的共有特征是慢性、反复性、肌肉骨骼和关节的问题。常见风湿病如风湿热、类风湿关节炎、强直性脊柱炎、雷诺病、痛风等。

【常用反射区】

● 肾脏　● 输尿管　● 膀胱　● 肾上腺　● 甲状旁腺
● 肝脏　● 肩关节　● 上身淋巴结　● 髋关节　● 膝
● 肘关节　● 下身淋巴结　● 颈椎　● 胸椎　● 腰椎

按摩方法

① 以拇指推肾脏反射区30秒。

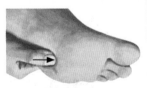

② 以拇指推输尿管反射区30秒。

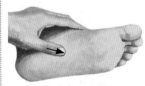

❸ 拇指推膀胱反射区 30 秒。

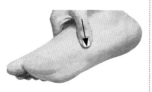

❹ 拇指点按上身淋巴结反射区 30 秒。

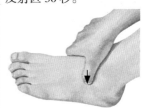

❺ 拇指点按下身淋巴结反射区 30 秒。

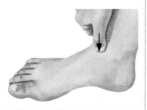

❻ 屈示指点按肾上腺反射区 30 秒。

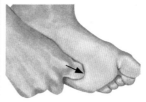

❼ 拇指按揉肩关节反射区 30 秒。

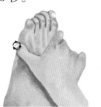

❽ 拇指点按髋关节反射区 30 秒。

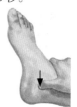

⑨ 拇指点按膝反射区30秒。

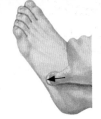

⑩ 拇指按揉肘关节反射区30秒。

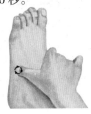

⑪ 拇指捻颈椎反射区30秒。

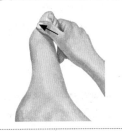

⑫ 以小鱼际擦胸椎反射区30秒。

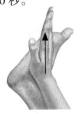

⑬ 以小鱼际擦腰椎反射区30秒。

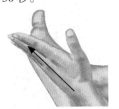

⑭ 屈指点按甲状旁腺反射区30秒。

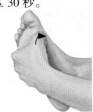

更年期综合征 ✚

更年期综合征是指更年期发生内分泌改变导致生理功能改变的综合征。女性较男性表现突出。其症状表现为女性月经紊乱渐至绝经，男性性功能衰退。

【常用反射区】

●脑垂体　●大脑　●甲状腺　●胃　●十二指肠　●腹腔神经丛　●心　●肝脏　●肾脏　●输尿管　●膀胱　●生殖腺　●盆腔淋巴结

按摩方法

❶ 按脑垂体反射区1分钟。

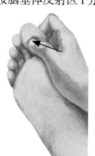

❷ 揉大脑反射区2分钟。

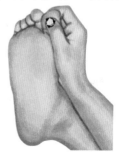

❸ 揉甲状腺反射区 2 分钟。

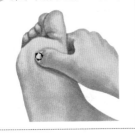

❹ 揉肝脏反射区 2 分钟。

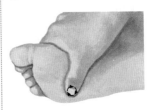

❺ 推胃反射区 20 ~ 30 次。

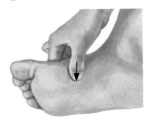

❻ 推十二指肠反射区 20 ~ 30 次。

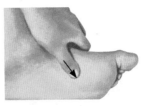

❼ 指推肾脏反射区 20 ~ 30 次。

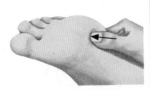

❽ 指推输尿管反射区 20 ~ 30 次。

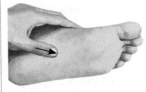

⑨ 擦肾脏反射区，以透热为度。

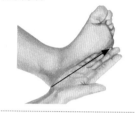

⑩ 按心脏反射区，以透热为度。

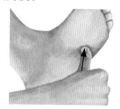

⑪ 指推膀胱反射区 20 ~ 30 次。

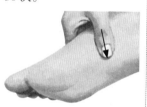

⑫ 点按生殖腺反射区 20 次。

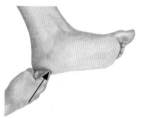

⑬ 点按盆腔淋巴结反射区 20 次。

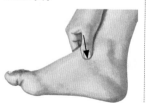

⑭ 指推腹腔神经丛反射区 20 次。

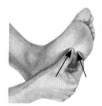

肥胖症

　　肥胖症是由于机体生理、生化功能的异常改变，人体脂肪代谢紊乱，进食热量超过消耗热量，多余的部分以脂肪的形式储存积聚于各组织皮下，导致体重超过同龄、同性别正常标准值20%以上的一种能量代谢紊乱性内分泌疾病。

【常用反射区】

●甲状腺　●心脏　●肾上腺　●肾脏　●支气管、肺●脾　●输尿管　●膀胱　●甲状旁腺　●脑垂体　●腹腔神经丛　●胰腺　●胃　●小肠　●横结肠　●降结肠●乙状结肠和直肠　●肝脏　●胆　●升结肠　●横膈膜

按摩方法

❶ 用单示指扣拳法扣膀胱反射区 10 ~ 15 次。适用于肥胖伴痰多、乏力者。

❷ 用拇指平推法作用于肺、支气管反射区 10 ~ 15 次。适用于肥胖伴痰多、乏力者。

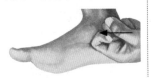

❸ 用拇指端点按脾反射区 10 ~ 15 次。适用于肥胖伴痰多、乏力者。

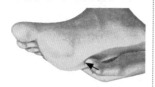

❹ 用拇指平推法作用于输尿管反射区 10 ~ 15 次。适用于肥胖伴痰多、乏力者。

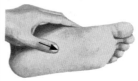

❺ 用握足扣指法点肾脏反射区 10 ~ 15 次。适用于肥胖伴痰多、乏力者。

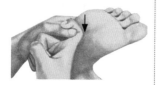

❻ 用单示指扣拳法，拇指推掌法、扣指法，取心脏反射区、脾反射区、肾脏反射区、膀胱反射区各 10 ~ 15 次。适用于肥胖伴心悸者。

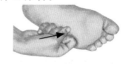

❼ 单示指扣拳扣胃反射区 10 ~ 15 次。

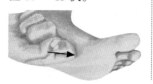

❽ 双指拳法作用于小肠反射区 10 ~ 15 次。

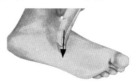

⑨ 握足扣指法扣肾上腺反射区 10 ~ 15 次。

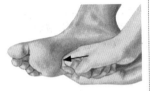

⑩ 屈示指点法点按肝脏反射区 1 分钟。

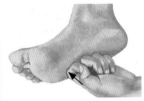

⑪ 屈示指点法点胆反射区 1 分钟。

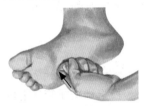

⑫ 拇指平推升结肠反射区 10 ~ 20 次。

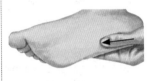

小贴士

办公室内巧减肥：坐在椅子上，收紧腹肌，锻炼一下自己的肌肉；或者坐在椅子上，用手扶住椅子边沿，屈膝，抬起两腿，保持平衡，数 4 个数。

爬楼梯可减肥：每星期上楼梯 3 ~ 4 次，每次运动约 30 分钟，便可消耗 1700 ~ 2400 焦耳热量，还有助强健小腿、大腿及腰部肌肉。

咳喘病 ✚

咳喘病是一种最常见的呼吸道疾病，其主要临床表现为咳嗽，气喘，咳痰，甚至痰中带血。多伴有气急，甚至带有哮鸣音和呼吸困难，病人出现张口抬肩、嘴唇发紫、难以平卧、大汗等。

【常用反射区】

● 肾脏　● 输尿管　● 膀胱　● 肾上腺　● 甲状旁腺
● 肺、支气管　● 心脏　● 喉　● 胸部淋巴结　● 上身
淋巴结

按摩方法 🖐

① 拇指推肾脏反射区 1 ~ 2 分钟。

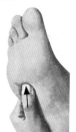

② 拇指推输尿管反射区 1 ~ 2 分钟。

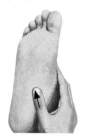

❸ 拇指推膀胱反射区 1 ~ 2 分钟。

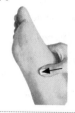

❹ 屈示指点按肾上腺反射区 1 ~ 2 分钟。

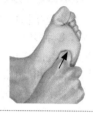

❺ 拇指推肺、支气管反射区 1 ~ 2 分钟。

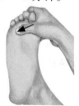

❻ 拇指点按心脏反射区 1 ~ 2 分钟。

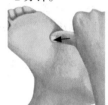

小贴士

烤柑橘能止咳：将未完全熟透的柑橘去蒂，以筷子戳 1 个洞，塞入食盐约 10 克，放于炉下慢烤，塞盐的洞口避免沾到灰。烤熟时，塞盐的洞口果汁会沸滚，约 5 分钟后，取出剥皮食之，能止咳。咳嗽较严重者，可于果汁沸滚后先取出，加入一些贝母粉再烤熟，效果更佳。

鼻炎 🩹

鼻炎是指鼻腔黏膜和黏膜下组织的炎症。鼻炎的表现多种多样。从鼻腔黏膜的病理学改变来说，有慢性单纯性鼻炎、慢性肥厚性鼻炎、干燥性鼻炎、萎缩性鼻炎和过敏性鼻炎五种；从发病的急缓及病程的长短来说，可分为急性鼻炎和慢性鼻炎。

【常用反射区】

● 大脑　● 额窦　● 鼻　● 甲状旁腺　● 肺、支气管　● 肾脏　● 肾上腺　● 膀胱　● 脾　● 升结肠　● 横结肠　● 降结肠　● 腹部淋巴结　● 盆腔淋巴结　● 胸部淋巴结　● 头颈淋巴结　● 输尿管　● 扁桃体

按摩方法 🖐

① 拇指按揉大脑反射区 1 分钟。

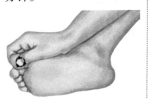

② 拇指端按揉额窦反射区 2 分钟。

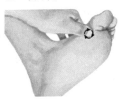

❸ 以示指按压鼻反射区 3 ~ 5次。

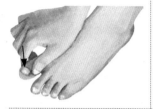

❹ 拇指推按肺、支气管反射区，并在中趾根部敏感点处点按5 ~ 10次。

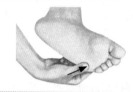

❺ 拇、示指捏揉头颈淋巴结反射区1分钟。

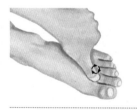

❻ 握足扣指法点肾脏反射区1分钟。

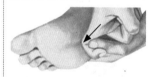

小贴士

香油治鼻炎：将适量香油置锅内文火煮炼，待其沸腾时保持15分钟，待冷后迅速装入消毒瓶中。初次每侧鼻内滴2 ~ 3滴；习惯后渐增至5 ~ 6滴。每日3次。滴药后宜稍等几分钟让药液流遍鼻黏膜。

❼ 拇指平推输尿管反射区1分钟。

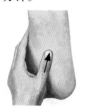

随症加减

急性鼻炎

拇指端分点扁桃体反射区
1分钟。

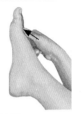

慢性单纯性鼻炎、慢性肥大性鼻炎

❶ 拇指端点按甲状旁腺
反射区1分钟。

❷ 拇指平推胸部淋巴结
反射区1分钟。

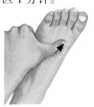

萎缩性鼻炎

❶ 拇指点按脾反射区1
分钟。

❷ 拇指推胸部肾脏反射
区1分钟。

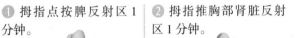

过敏性鼻炎

① 按肾上腺反射区1分钟。

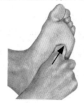

② 双指钳法或按揉法用于甲状旁腺反射区1分钟。

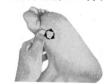

③ 拇指平推升结肠反射区1分钟。

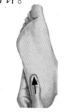

④ 拇指平推横结肠反射区1分钟。

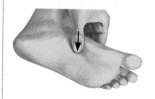

⑤ 拇指平推降结肠反射区1分钟。

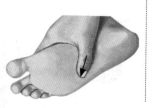

小贴士

巧用葱白治鼻炎：取葱白10根，捣烂绞汁，涂鼻唇间；或用开水冲后，趁温熏口鼻。有通鼻利窍之功效，对鼻炎颇有助益。

咽喉炎 ➕

咽喉炎是一种常见疾病，在各个年龄段的人群中均可发生，尤其以中年患者居多。此病多见于冬季和春季，其他季节也可散见。在临床上我们一般把咽喉炎分为急性咽喉炎和慢性咽喉炎两种。

【常用反射区】

●肾脏　●输尿管　●膀胱　●扁桃体　●上身淋巴结　●下身淋巴结　●胸部淋巴结　●喉●上颌　●下颌　●肺、支气管

按摩方法 👌

① 以拇指推肾脏反射区 1 分钟。

② 拇指推输尿管反射区 1 分钟。

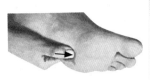
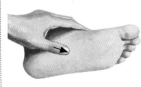

❸ 以拇指推膀胱反射区 1
分钟。

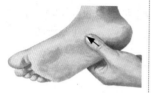

❹ 拇指推肺、支气管反
射区 1 分钟。

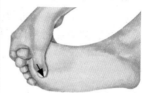

❺ 拇指点按上身淋巴结
反射区 1 分钟。

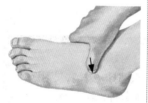

❻ 拇指点按下身淋巴结
反射区 1 分钟。

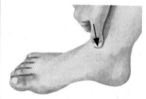

❼ 拇指点按胸部淋巴结
反射区 1 分钟。

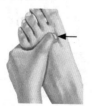

❽ 拇示指捏揉扁桃体反
射区 1 分钟。

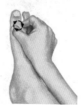

胃肠炎

由于细菌或病毒等微生物引起的胃黏膜、肠道黏膜的炎症而导致消化、吸收、排泄障碍的一系列病症统称为胃肠炎。

【常用反射区】

●肝脏 ●升结肠 ●横结肠 ●甲状腺 ●胃 ●十二指肠 ●腹腔神经丛 ●肾脏 ●小肠 ●降结肠 ●脾

按摩方法

以胀满为主症的胃肠炎

❶ 拇指按揉胃反射区 3 ~ 5 分钟。

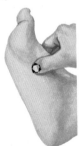

❷ 拇指按揉脾反射区 3 ~ 5 分钟。

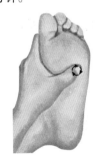

❸ 拇指按揉十二指肠反射区 3 ~ 5 分钟。

❹ 拇指按揉肝脏反射区 3 ~ 5 分钟。

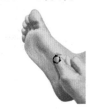
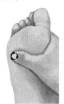

以吐酸为主症状的胃肠炎

❶ 示指屈曲，由足趾向足跟方向刮胃反射区 3 ~ 5 次。

❷ 双拇指推腹腔神经丛反射区 3 ~ 5 分钟。

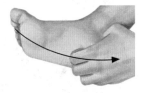
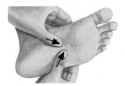

以便秘为主症状的胃肠炎

❶ 双指拳法扣小肠反射区 3 ~ 5 分钟。

❷ 拇指按压十二指肠反射区 3 ~ 5 分钟。

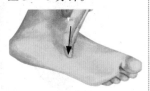
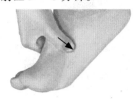

❸ 拇指按压胃反射区 3 ~ 5 分钟。

❹ 拇指推揉直肠反射区 3 ~ 5 分钟。

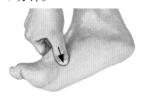
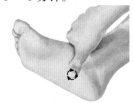

以厌食为主症状的胃肠炎

❶ 拇指按压胃反射区 3 ~ 5 分钟。

❷ 拇指按压脾反射区 3 ~ 5 分钟。

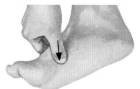
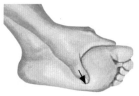

❸ 拇指推十二指肠反射区 3 ~ 5 分钟。

❹ 拇指平推小肠反射区 3 ~ 5 分钟。

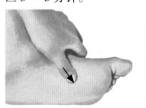
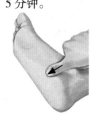

患有胃、十二指肠溃疡者

① 按压胃反射区 3 分钟。

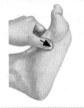

② 按压十二指肠反射区 3 分钟。

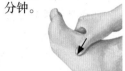

③ 拇指平推小肠反射区 3 分钟。

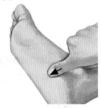

④ 拇指平推升结肠反射区 10 ~ 15 次。

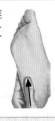

⑤ 拇指平推横结肠反射区 10 ~ 15 次。

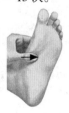

小贴士

鱼鳔猪肉汤治胃肠炎：以鱼鳔30克、猪瘦肉60克、冰糖15克，放适量水煮，熟后食用。鱼鳔脱水称为鱼肚，有补精益气的功能，可以补充消耗过多的体力；猪肉能补充营养；冰糖也有调理肠胃的功能。

便秘 ✚

便秘是指排便次数减少，每2～3天或更长时间一次，无规律性，粪质干硬，常伴有排便困难感，是一种临床常见的症状。

【常用反射区】

●肾上腺　●肾脏　●输尿管　●膀胱　●脾　●胃　●十二指肠　●盲肠和阑尾　●升结肠　●横结肠　●降结肠　●乙状结肠和直肠　●小肠

按摩方法

① 用拇指推法向心方向推肾上腺反射区、肾脏反射区、输尿管反射区、膀胱反射区各3分钟左右。

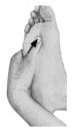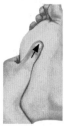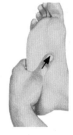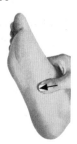

❷ 用拇指按法按脾反射区、胃反射区、十二指肠反射区、盲肠反射区和阑尾反射区各 1 分钟左右。

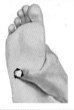

❸ 用拇指推法逆心方向推升结肠反射区 2 分钟左右。

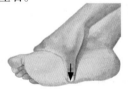

❹ 用拇指推法从内侧向外侧推横结肠反射区 2 分钟左右。

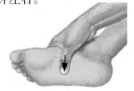

❺ 用拇指推法向心方向推降结肠反射区 2 分钟左右。

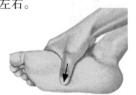

小贴士

1. 饮食适量，起居有常，养成定时排便习惯；
2. 多喝开水，多吃蔬菜、水果等富含纤维素的食物。

腹泻 ➕

　　腹泻中医又叫泄泻，是指排便次数增多，粪便稀薄，甚至泻出如水样，分为急性和慢性。患者大便次数增多，每日 5 ~ 6 次，多者可达 10 次以上。

【常用反射区】

●肾上腺　●肾脏　●输尿管　●膀胱　●脾　●腹腔神经丛　●横结肠　●乙状结肠和直肠　●小肠　●降结肠　●肛门　●升结肠　●盲肠和阑尾

按摩方法 📖

❶ 拇指推法向心方向推肾上腺反射区、肾脏反射区、输尿管反射区、膀胱反射区各 3 分钟左右。

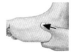

② 用拇指按法按胃反射区 2 分钟左右。

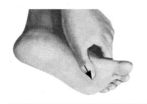

③ 用拇指推法向心方向推脾反射区 5 分钟左右。

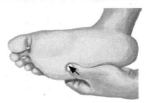

④ 用拇指推法向心方向推腹腔神经丛反射区 2 分钟左右。

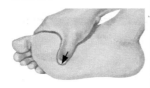

⑤ 拇指推法从外侧向内侧推横结肠反射区、乙状结肠和直肠反射区各 1 分钟左右。

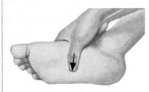

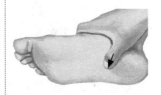

小贴士

核桃肉治久泻：患慢性腹泻伴神疲乏力时，可每天取核桃肉 20 克，分 2 次嚼服，连服两个月。

胃痛 🏥

　　胃痛，俗称"心口痛"，中医又叫"胃脘痛"，是由外感邪气、内伤饮食情志、脏腑功能失调等导致气机郁滞，胃失所养，以上腹胃脘部近歧骨处疼痛为主症的病症。

【常用反射区】

●肾上腺　●肾脏　●输尿管　●膀胱　●胃　●脾

按摩方法 🍃

用拇指推法向心方向推肾上腺、肾脏、输尿管、膀胱四个反射区各 3 分钟左右。

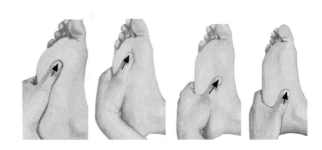

颈背痛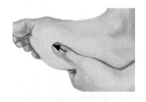

颈背痛是临床常见病、多发病，是以颈背肌肉痉挛、强直、酸胀、疼痛为主要症状的病症。

【常用反射区】

●肾上腺 ●肾脏 ●输尿管 ●膀胱 ●颈 ●颈椎 ●骶椎 ●内尾骨

按摩方法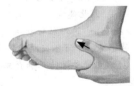

① 用拇指推法向心方向推肾上腺、肾脏、输尿管、膀胱反射区各 3 分钟左右。

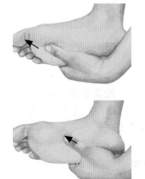

❷ 用拇指按法按颈反射区 3 分钟左右。

❸ 用拇指推法向心方向推颈椎反射区 3 分钟左右。

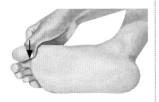

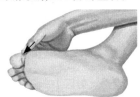

❹ 用拇指按法按骶椎反射区 2 分钟左右。

❺ 用拇指推法向心方向推内尾骨反射区 2 分钟左右。

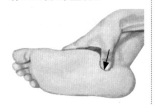

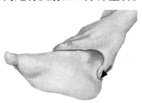

小贴士

1. 颈动脉是由心脏通往脑部的主要血管，一旦逐渐老化，颈动脉就可能因长期高血压或高脂血症产生血管病变。因此建议50岁以上的老人，最好先通过健康检查，确认自己的颈动脉状况，一旦发现自己是颈动脉狭窄的患者，千万不要随便接受颈部按摩，以免导致中风。

2. 站立时要保持正确直立姿势。

腰痛 🏥

　　腰痛是指腰部一侧或双侧疼痛连脊椎的一种症状。本病在中医内科门诊较为常见，一年四季均可发生，女性多于男性。

【常用反射区】

●肾上腺　●肾　●输尿管　●膀胱　●腰椎　●骶骨　●内尾骨

按摩方法 🖐

用拇指推法向心方向推肾上腺、肾脏、输尿管、膀胱各反射区3分钟左右。

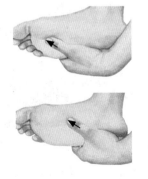
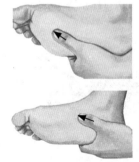

耳鸣耳聋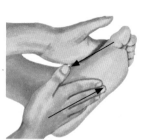

耳鸣是指耳内有鸣响的听幻觉，或如蝉声，或如潮声，或大或小，妨碍正常听觉；耳聋是指听力减退，甚至失听。耳鸣日久，可发展成耳聋。耳鸣耳聋是临床常见疾病，常可同时出现。二者病因病理大致相同，辨证治疗方法也基本一致。

【常用反射区】

● 脑垂体　● 肾上腺　● 肾　● 输尿管　● 膀胱　● 腹腔神经丛　● 小脑、脑干　● 颈项　● 耳　● 颈椎

按摩方法

❶ 搓足底足背 1 分钟。

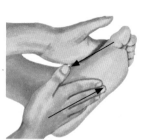

❷ 按揉颈项反射区 30 次。

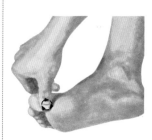

❸ 按压脑垂体反射区 30 次。

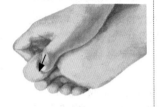

❹ 指推腹腔神经丛反射区 30 秒。

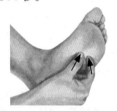

❺ 推肾上腺反射区 30 次。

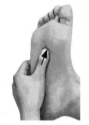

❻ 推肾脏反射区 30 秒。

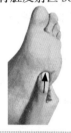

❼ 推输尿管反射区 50 次。

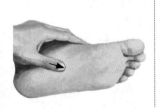

❽ 推按膀胱反射区 12 ~ 15 次。

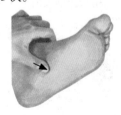

失眠

如果出现上床难以入睡持续时间两周以上，并有头晕胀痛、心慌心烦等症状，明显影响白天工作、学习和社会活动时，便是一种疾病的表现，称为失眠症。

失眠症的临床表现为入睡困难或睡眠不沉、时睡时醒、醒后不易再入睡、严重者可彻夜不眠，并伴见头痛、头晕、健忘等症状。本病多见于现代医学中的神经衰弱或更年期综合征。

【常用反射区】

- ●肾脏 ●输尿管 ●膀胱 ●肾上腺 ●脑 ●额窦
- ●甲状腺 ●生殖腺 ●心 ●腹腔神经丛 ●脾 ●肝脏

按摩方法

① 以指按揉脑反射区 3 ~ 5 分钟。

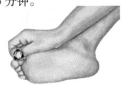

② 按揉额窦反射区 3 ~ 5 分钟。

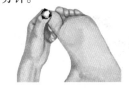

❸ 按揉腹腔神经丛反射区 3 ~ 5 分钟。

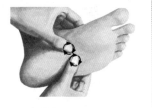

❹ 按压肝脏反射区 3 ~ 5 分钟。

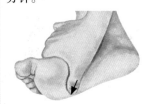

❺ 拇指按压脾反射区 3 ~ 5 分钟。

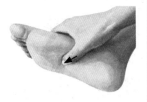

❻ 按压肾上腺反射区 3 ~ 5 分钟。

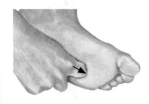

❼ 按压甲状腺反射区 3 ~ 5 分钟。

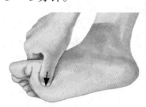

❽ 平推肾脏反射区 15 次。

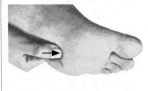

❾ 平推肾上腺反射区15次。

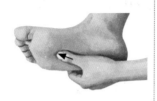

❿ 平推膀胱反射区15次。

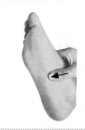

⓫ 平推输尿管反射区15次。

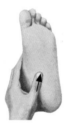

⓬ 用拇指指腹推按足底正中线 15 ~ 20 次。

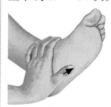

小贴士

麦枣甘草汤治失眠：取小麦60克、大枣10枚、甘草30克，与4杯量的水一起放入锅中，煮至剩1杯水的量，沥去残渣，喝其汁液，分2次食用，早、晚各一次。小麦、大枣、甘草都是家常食材，也是中医治疗精神异常的药剂。失眠所引起的情绪异常、打呵欠等，也可用此三种药材来治疗。

近视 🩺

　　当眼的调节处于静止状态时，平行光线进入眼内，经眼屈光系统聚焦后，焦点在视网膜之前形成，因而造成远距离目标不能在视网膜清晰成像的状态，称为近视。

【常用反射区】

●眼　●额窦　●脑　●肝脏　●肾脏　●输尿管　●膀胱

按摩方法 👋

❶ 捏揉眼反射区 30 秒。	❷ 捏揉脑反射区 30 秒。
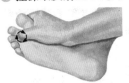	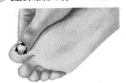
❸ 推擦肾脏反射区 30 秒。	❹ 推擦输尿管反射区30秒。
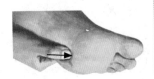	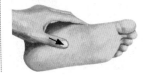

遗精

遗精是指不因性生活而精液频繁遗泄的病症。中医将精液自遗现象称遗精或失精。有梦而遗精者，称为梦遗；无梦而遗精，甚至清醒时精液流出者，称为滑精。梦遗和滑精都是遗精，只是轻重不同而已，前者较轻，后者较重。

【常用反射区】

●肾上腺 ●肾脏 ●输尿管 ●膀胱 ●脑垂体 ● 腹股沟 ●生殖腺 ●前列腺

按摩方法

用拇指推法向心方向推肾上腺、肾脏、输尿管、膀胱四个反射区 10 分钟左右。

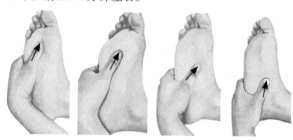

阳痿

阳痿是指男子阴茎不能勃起，或勃起不坚，因而难以获得性交成功的一种疾病，又叫性无能。

【常用反射区】

●肾上腺 ●肾脏 ●输尿管 ●膀胱 ●脑垂体 ●生殖腺 ●前列腺 ●腹股沟

按摩方法

阳痿的足部反射区自我按摩方法和遗精相同

用拇指推法向心方向推肾上腺、肾脏、输尿管、膀胱四个反射区 10 分钟左右。

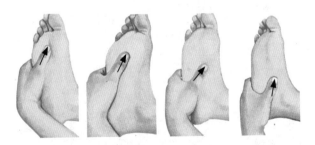

早泄 🩺

　　早泄是指性交时间极短即行排精，甚至性交前即泄精的病症。早泄严重可以导致阳痿，阳痿又常可伴有早泄，治疗上可以相互参考。

【常用反射区】

●肾上腺　●肾脏　●输尿管　●膀胱　●脑垂体　●生殖腺　●前列腺　●腹股沟

《按摩方法》

早泄的足部反射区自我按摩方法和遗精相同

用拇指推法向心方向推肾上腺、肾脏、输尿管、膀胱四个反射区 10 分钟左右。

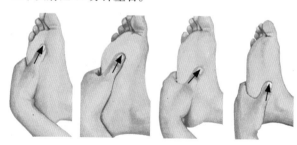

前列腺疾病 ✚

前列腺疾病是多种原因造成的前列腺充血、水肿或增生或炎症，表现为一系列的临床症状，是困扰男性健康的主要病症之一。

【常用反射区】

●脑垂体 ●肾脏 ●输尿管 ●膀胱 ●肾上腺 ●性腺 ●睾丸 ●前列腺 ● 尿道 ●脾 ●胸部淋巴结 ● 腹腔神经丛 ●盆腔淋巴结

按摩方法 👌

① 对搓双足底 3 ~ 5分钟。

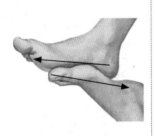

② 揉压双足肾脏反射区 2 ~ 3分钟。

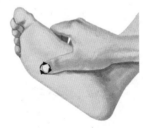

❸ 揉压双足膀胱反射区 2 ~ 3 分钟。

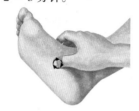

❹ 推双足输尿管反射区 2 ~ 3 分钟。

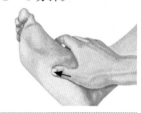

❺ 屈示指揉压肾上腺反射区 2 ~ 3 分钟。

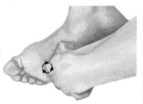

❻ 屈示指点性腺反射区 2 ~ 3 分钟。

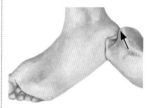

❼ 按压脑垂体反射区 3 ~ 5 分钟。

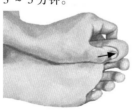

❽ 按压睾丸反射区 3 ~ 5 分钟。

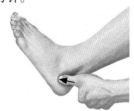

⑨ 推尿道反射区 2 ~ 3
分钟。

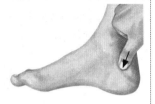

⑩ 拇指推前列腺反射区
3 ~ 5 分钟。

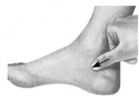

⑪ 对搓双足跟内侧5分钟。

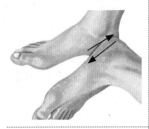

⑫ 擦肾脏反射区 3 ~ 5
分钟。

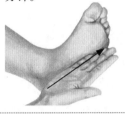

⑬ 急性前列腺炎加按压盆
腔淋巴结反射区 1 分钟。

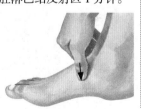

⑭ 推胸部淋巴结反射区
15 次。

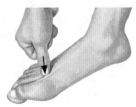

经前期综合征 🏥

　　经前期综合征是指女性在月经来潮前数天内出现精神异常等一些症状，行经后消失，而又反复发作者。

【常用反射区】

●肾上腺　●肾脏　●输尿管　●膀胱　●肝脏　●子宫　●卵巢

按摩方法 👆

用拇指推法向心方向推肾上腺、肾脏、输尿管、膀胱等反射区 10 分钟左右。

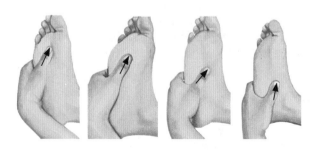

痛经 🚑

痛经是指在经前或行经期间发生难以忍受的下腹疼痛，常表现为阵发性或持续性疼痛，且有阵发加剧的现象。

【常用反射区】

● 大脑 ● 脑垂体 ● 腹腔神经丛 ● 肾上腺 ● 肾
庄 ● 输尿管 ● 卵巢（即生殖腺） ● 膀胱 ● 腹部
淋巴结 ● 盆腔淋巴结 ● 子宫 ● 阴道 ● 腰椎 ● 骶
骨 ● 尾骨

按摩方法 ✍

1 双指钳法，自外踝关节后方起向上用示、中指钳压放松腹部反射区 ～ 7次。

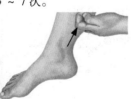

2 指揉法由外向内揉大脑反射区 10 ～ 20次。

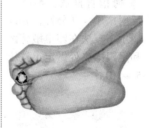

❸ 拇指按揉脑垂体反射区 10 ~ 20 次。

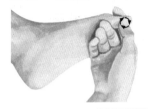

❹ 拇指平推法，由足跟向拇趾方向推腰椎反射区 10 ~ 20 次。

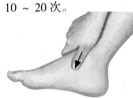

❺ 拇指平推法，由足跟向拇趾方向推骶骨反射区 10 ~ 20 次。

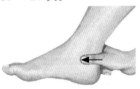

❻ 拇、示指推内、外尾骨反射区，拐弯处向下停顿并加压至发胀。

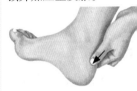

❼ 拇指直推法，推卵巢反射区 1 ~ 2 分钟，并以屈示指点法在卵巢敏感区和足跟中央处做定点按压 5 ~ 10 次。

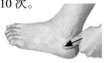

❽ 拇指端点法，以拇指指腹部点肾脏反射区 10 ~ 20 次。

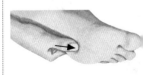

⑨ 拇指点按肾上腺反射区 10 ~ 20 次。

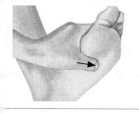

⑩ 围绕肾脏两侧，由下向上以双拇指按揉法按揉腹腔神经丛反射区 1 ~ 2 分钟。

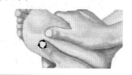

⑪ 用拇指推法推压子宫反射区 10 ~ 20 次。

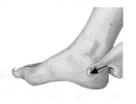

⑫ 拇指按揉法，由足趾向足跟方向按揉输尿管反射区 1 ~ 2 分钟。

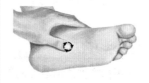

⑬ 屈示指按揉法，由足内侧向足外侧旋压膀胱反射区 10 ~ 20 次。

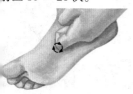

⑭ 滑按阴道反射区 10 ~ 20 次。

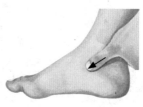

月经不调 ✚

　　月经不调是指女性月经的周期、经期、经色、经质等发生异常并伴有其他症状的一种疾病，又称为经血不调，是妇女病最常见的疾病之一。其包括月经先期、月经后期、月经先后不定期、月经过少、月经过多等症。

【常用反射区】
● 肾上腺　● 肾　● 输尿管　● 膀胱　● 脾　● 肝脏　● 卵巢（即生殖腺）　● 子宫　● 脑垂体

〔按摩方法 🤚〕

❶ 用拇指推法向心方向推肾上腺、肾脏、输尿管等反射区 10 分钟左右。

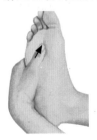 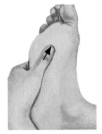 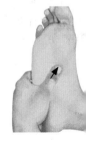

② 用拇指按揉法按揉膀胱反射区 3 分钟左右。

③ 用拇指按揉法按揉脾反射区 3 分钟左右。

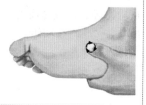
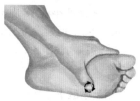

④ 用拇指按法按卵巢、子宫、脑垂体等反射区各 3 分钟左右。

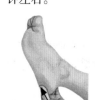
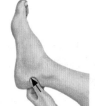
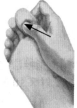

小贴士

调治月经不调 二方：

1. 莲花茶：7 月间采含苞未放的莲花，阴干，和绿茶共研细末。每次取细末 5 克，用白开水冲泡，代茶饮，每日 1 次。

2. 煮鸭蛋：青壳鸭蛋 3 个，酒半碗，生姜 25 克。将鸭蛋与姜、酒共煮至熟，取鸭蛋去壳，蘸白糖食用。主治来经时小腹或胃部疼痛，不思饮食。

闭经 🏥

　　凡女性年满 18 周岁从未行经者，或月经周期已建立，但又发生三个月以上无月经者为闭经。前者为原发性闭经，后者为继发性闭经。

【常用反射区】
●肾上腺　●肾　●输尿管　●膀胱　●卵巢（即生殖腺）　●子宫　●脑垂体　●肝脏　●脾

按摩方法 💳

① 用拇指推法向心方向推肾上腺、肾脏、输尿管、膀胱等反射区 10 分钟左右。

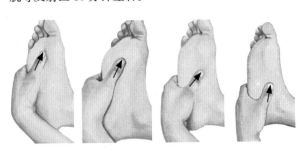

❷ 用拇指按法按卵巢反射区 3 分钟左右。

❸ 用拇指按法按子宫反射区 5 分钟左右。

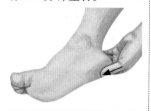

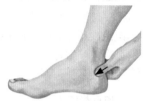

❹ 用拇指按法按脑垂体反射区 3 分钟左右。

❺ 用拇指推法逆心方向推肝脏反射区、向心方向推脾反射区 5 分钟左右。

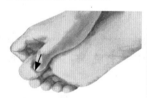

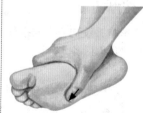

小贴士

金樱当归汤治闭经：取金樱子 15 克，当归 5 克，猪瘦肉适量。将上药与猪瘦肉加水适量共煮，去药渣，临睡前服用 1 次。如果没来月经，次日晚再服 1 次。

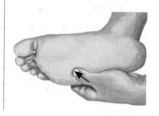

慢性盆腔炎 ➕

慢性盆腔炎是指女性内生殖器官和周围结缔组织以及盆腔腹膜发炎的慢性炎症，是妇科的常见病、难治病。

【常用反射区】

● 肾上腺　● 肾　● 输尿管　● 膀胱　● 淋巴（上身）　● 腹股沟　● 卵巢（即生殖腺）　● 尿道、阴道

按摩方法 ✍

用拇指推法向心方向推肾上腺、肾脏、输尿管、膀胱四个反射区各 3 分钟左右。

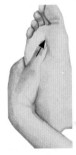 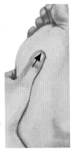 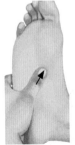 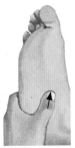

性冷淡 🏥

　　性冷淡在心理学上称"性感缺乏"，是指结婚后长期对房事没有兴趣，行房事时不能适当地做出性感反应，或表现焦虑、不适或疼痛。

【常用反射区】

●肾上腺　●肾　●输尿管　●膀胱　●生殖腺　●子宫（女性）

按摩方法 🖐

用拇指按揉法按揉肾上腺、肾脏两反射区各3分钟左右。

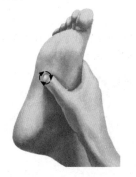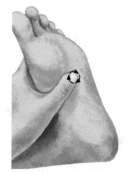

美容美体 ➕

【常用反射区】

●肾脏 ●输尿管 ●膀胱 ●肾上腺 ●眼 ●脑垂体

按摩方法 ✋

① 平推肾脏反射区 15 次。

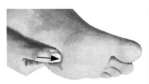

② 平推输尿管反射区 15 次。

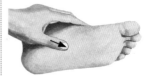

③ 平推膀胱反射区 15 次。

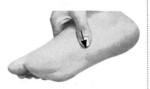

④ 按压肾上腺反射区 5 ~ 8 次。

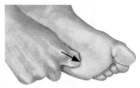

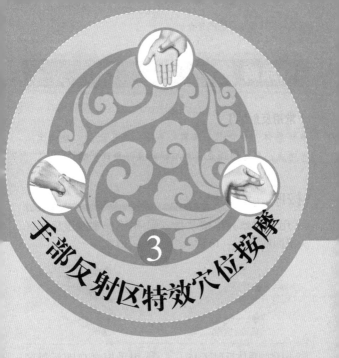

3

手部反射区特效穴位按摩

　　手部分布着众多的反射区和穴位，是人体内脏的晴雨表，一旦人体有异常情况发生，在手掌上马上会有信号出现，并以此通知大脑。同时手能利用其丰富的神经，显示内脏发病的位置，这种预见性功能非手莫属。而通过对手部进行按摩，施以按、压、揉等刺激，可达到防病、养生、健体的目的。

糖尿病

【常用反射区】

●脑垂体 ●食管 ●胃 ●肾 ●肾上腺 ●胰腺
●脾点 ●胃肠痛点 ●足跟痛点 ●口、咽

按摩方法

① 用力按摩并掐按掌指关节间横线 5 ~ 10 次。

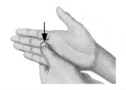

② 用手捏拿胰腺反射区 15 ~ 20 次。

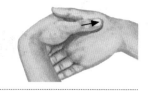

③ 捏拿脑垂体反射区 15 ~ 20 次。

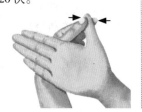

④ 用手捏拿口咽反射区 15 ~ 20 次。

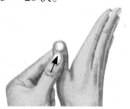

⑤ 用手捏拿食管反射区 15 ~ 20 次。

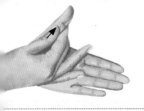

⑥ 用手捏拿胃反射区 15 ~ 20 次。

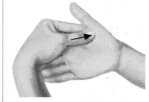

⑦ 用手捏拿肾反射区 15 ~ 20 次。

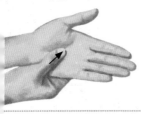

⑧ 捏拿肾上腺反射区 15 ~ 20 次。

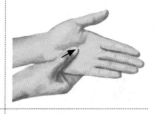

⑨ 点按揉阳池 30 ~ 50 次。

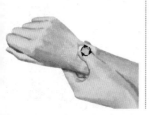

⑩ 用手点按揉太渊 30 ~ 50 次。

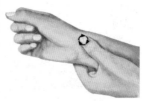

高血压病

【常用反射区】

●生殖腺 ●肾 ●肺 ●心 ●肾上腺 ●血压区 ●肝

按摩方法

① 捏拿生殖腺反射区 3 ~ 5 分钟。

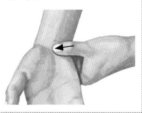

② 捏拿血压区 3 ~ 5 分钟。

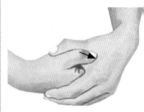

③ 捏拿合谷穴 3 ~ 5 分钟。

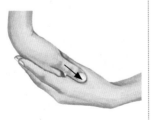

④ 推肝反射区 3 ~ 5 分钟。

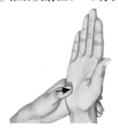

⑤ 推肾反射区 3 ~ 5 分钟。

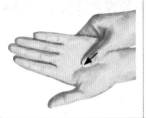

⑥ 按揉肺反射区 2 ~ 3 分钟。

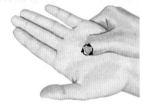

⑦ 按揉心反射区 5 分钟。

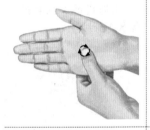

⑧ 拇指按揉肾反射区 3 ~ 5 分钟。

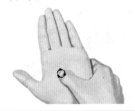

⑨ 按揉肾上腺反射区 3 ~ 5 分钟。

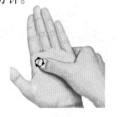

高脂血症 🏥

【常用反射区】

●胸腹区 ●血压区 ●冠心区 ●脾点 ●大肠点 ●肺
●肝点 ●肾 ●肾上腺 ●脾胃大肠区 ●三焦区

按摩方法 🖐

❶ 用拇指点按强刺激胸腹区5分钟。

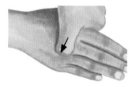

❷ 用拇指推法强刺激三焦区5分钟。

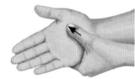

❸ 捏拿脾点2分钟。

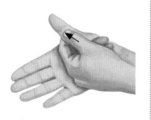

❹ 捏拿大肠点2分钟。

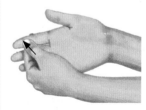

⑤ 推肺反射区 10～20 次。

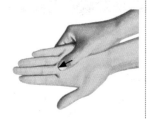

⑥ 捏拿血压区 2 分钟。

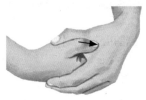

⑦ 离心直推肝点 2 分钟。

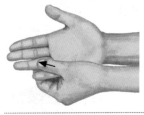

⑧ 离心直推肾、肾上腺反射区各 2 分钟。

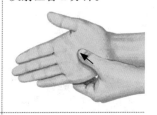

⑨ 捏拿合谷穴 2 分钟。

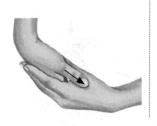

⑩ 捏拿冠心区 2 分钟。

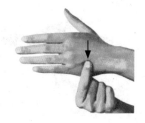

冠心病 🏥

【常用反射区】

●冠心区　●心脏　●大脑　●颈椎　●肾上腺　●生殖腺　●胸　●肺　●心　●肺　●脏腑线

按摩方法 ✋

① 捏拿冠心区 3 ~ 5 分钟。

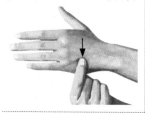

② 捏拿胸反射区 3 ~ 5 分钟。

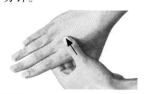

③ 捏拿心反射区 3 ~ 5 分钟。

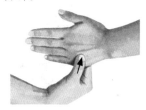

④ 捏拿大脑反射区 3 ~ 5 分钟。

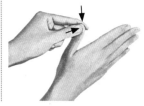

⑤ 拇指推肺反射区 3 ~ 5
分钟。

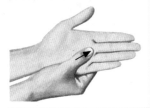

⑥ 拇指点、揉捏心点 3 ~ 5
分钟。

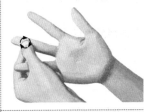

⑦ 拇指点、揉捏肺点 3 ~
5 分钟。

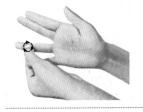

⑧ 点按肾上腺反射区 80 ~
100 次。

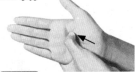

小贴士

常喝大麦茶预防冠心
病：大麦茶是将大麦炒
制后再经过沸煮而得，
闻起来有咖啡的香味，
喝起来则有一股浓浓的
麦香味。据外国专家研
究，大麦茶能有效降低
人体的胆固醇含量，从
而保证心脏的健康。

⑨ 推颈椎反射区 80 ~
100 次。

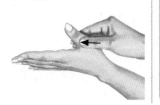

颈椎病

【常用反射区】

●全头区 ●后头区 ●脊柱 ●颈椎 ●颈肩区 ●颈
●肩

按摩方法

❶ 以一指禅推颈椎反射区 30 秒。

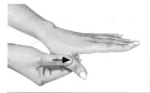

❷ 以一指禅推颈反射区 30 秒。

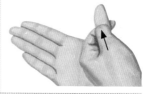

❸ 以一指禅推肩反射区 30 秒。

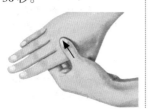

❹ 点按颈肩区 30 秒。

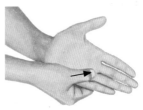

⑤ 点按肩反射区 30 秒。

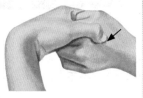

⑥ 捏拿全头区 30 秒。

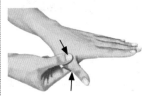

⑦ 捏拿后头区 30 秒。

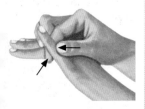

⑧ 按揉脊柱 30 秒。

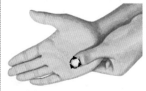

小贴士

用布做一个小口袋，将适量盐入锅炒热，放在布袋里面，稍微凉一下，放在颈椎上，等盐全凉了再拿下来。这样可以发热活血，有利于颈椎病的康复。

腰椎间盘突出症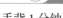

【常用反射区】

●肝 ●腰椎 ●脊柱 ●髋关节 ●膝关节 ●脾 ●肾 ●心 ●胸腺淋巴结 ●上身淋巴结 ●下身淋巴结

按摩方法

① 摩手心手背 1 分钟。

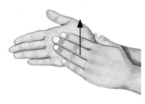

② 揉压心脏反射区 5 ~ 10 次。

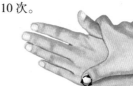

③ 点按胸腺淋巴结反射区 5 ~ 10 次。

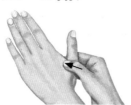

④ 点按上身淋巴结反射区 5 ~ 10 次。

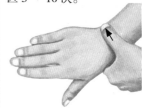

⑤ 点按下身淋巴结反射区 5 ~ 10 次。

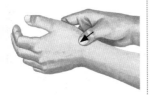

⑥ 按揉肝反射区 1 分钟。

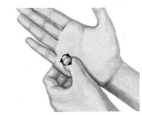

⑦ 按揉脾反射区 1 分钟。

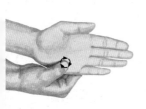

⑧ 按揉肾反射区 1 分钟。

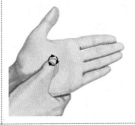

⑨ 拇指从远端向近端推压脊柱反射区 5 ~ 10 次。

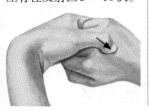

⑩ 拇指从远端向近端按揉脊柱反射区 1 分钟。

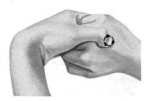

⓫ 拇指由指端向腕关节方向推压腰椎反射区 5 ~ 10 次。

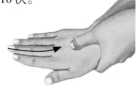

⓬ 拇指由指端向腕关节方向按揉腰椎反射区 1 分钟。

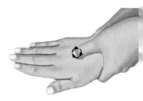

⓭ 沿拇指桡侧近端向腕关节方向推压骶骨反射区 5 ~ 10 次。

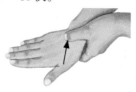

⓮ 沿拇指桡侧近端向腕关节方向按揉骶骨反射区 1 分钟。

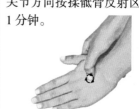

⓯ 以拇指尖按压尾骨反射区 5 ~ 10 次。

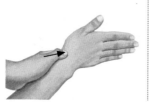

⓰ 以拇指尖按揉尾骨反射区 1 分钟。

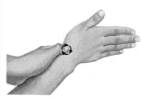

⑰ 以拇指指腹按压髋关节反射区 5 ～ 10 次。

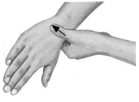

⑱ 以拇指指腹推膝关节反射区 5 ～ 10 次。

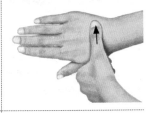

⑲ 以拇指指腹按揉膝关节反射区 1 分钟。

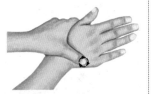

⑳ 拔伸指关节 5 ～ 10 次。

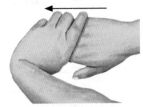

小贴士

腰椎间盘突出症食疗两方：

1. 取艾叶 100 克，醋炒至焦黄，趁热用布裹敷患处，每日 1 次。艾叶温经散寒，对由风寒诱发的腰椎间盘突出症有较好疗效。

2. 取玄胡 60 克，加醋炒后研末，用温开水冲服。每日 3 次，每次 3 克。本方适用于腰椎间盘突出症早期，可用来减轻症状。

肩周炎 ➕

【常用反射区】

● 肾上腺 ● 腹腔神经丛 ● 肾 ● 输尿管 ● 膀胱
● 额窦 ● 颈项 ● 斜方肌 ● 脑垂体 ● 小脑、脑干
● 肩关节 ● 肘关节 ● 髋关节 ● 肩点 ● 颈肩穴

按摩方法 👋

① 对擦双掌掌心、掌背 20 ~ 30 次。

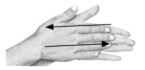

② 捏拿肾上腺反射区 15 ~ 20 次。

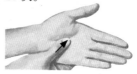

③ 揉推腹腔神经丛反射区 10 次。

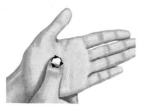

④ 指捏按肾反射区 15 ~ 20 次。

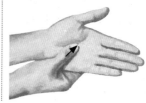

⑤ 指推输尿管反射区 15 ~ 20 次。

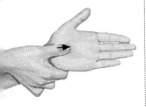

⑥ 指捏拿膀胱反射区 15 ~ 20 次。

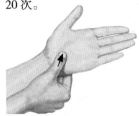

⑦ 指点按额窦反射区 10 ~ 15 次。

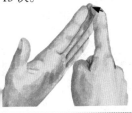

⑧ 捏揉脑垂体反射区 15 ~ 20 次。

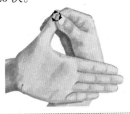

⑨ 点压小脑、脑干反射区 10 次。

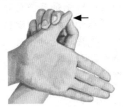

⑩ 推揉颈项反射区 15 ~ 20 次。

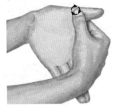

⑪ 拇指推压斜方肌反射区 10 次。

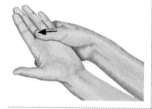

⑫ 点揉肩关节反射区 10 ~ 15 次。

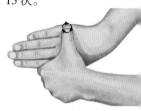

⑬ 拇指揉压肘关节反射区 10 次。

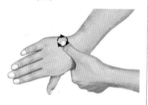

⑭ 拇指按压髋关节反射区 10 次。

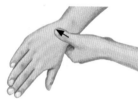

⑮ 点揉肩点 10 次。

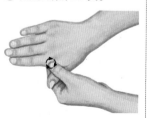

小贴士

手"弹弦子"可防治肩周炎：双手每天坚持做"弹弦子"状的颤动锻炼，要快速进行。此锻炼可促进上肢血液循环，增强手、臂的活动功能，可改善局部麻木等症。

风湿病

【常用反射区】

●前头区 ●颈项区 ●甲状腺 ●颈椎 ●胸椎 ●腰骶椎 ●腰 ●骶臀部 ●腿 ●足 ●脊柱 ●肝胆

按摩方法

① 以拇指捻前头区反射区 30 秒。

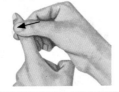

② 以拇指推颈项区反射区 30 秒。

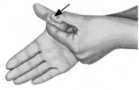

③ 拇指点按甲状腺反射区 30 秒。

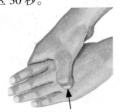

④ 以拇指推肝胆反射区 30 秒。

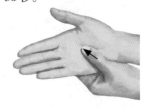

⑤ 以拇指推颈椎反射区 30 秒。

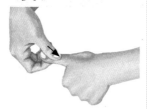

⑥ 以拇指推胸椎反射区 30 秒。

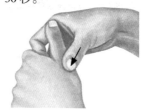

⑦ 以拇指推腰骶椎反射区 30 秒。

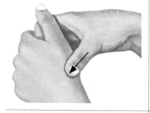

⑧ 拇、示指拿揉脊柱反射区 30 秒。

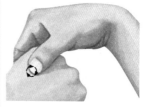

⑨ 拇指推腰反射区 30 秒。

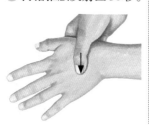

⑩ 以拇指推骶臀部反射区 30 秒。

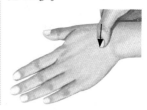

更年期综合征 🔲

【常用反射区】

●脑垂体 ●肾 ●生殖腺 ●腹股沟 ●腹腔神经丛 ●肾上腺 ●大脑 ●甲状腺 ●心脏

按摩方法 🖐

① 推胸腔呼吸器官区反射区 20 ~ 30 次。

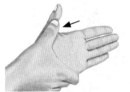

② 推腹腔神经丛反射区 20 ~ 30 次。

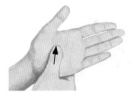

③ 指推甲状腺反射区 20 ~ 30 次。

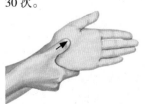

④ 揉脑垂体反射区 1 分钟。

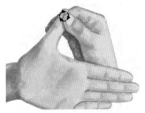

⑤ 揉心反射区 1 分钟。

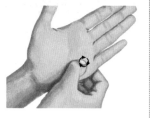

⑥ 点肾反射区 2 ~ 3 分钟。

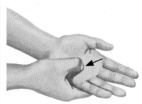

⑦ 点生殖腺反射区 2 ~ 3 分钟。

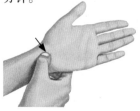

⑧ 按腹股沟反射区 1 分钟。

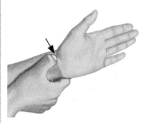

⑨ 摩肾上腺反射区 2 分钟。

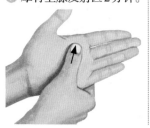

肥胖症 ➕

【常用反射区】

● 脊柱　● 肺　● 肾　● 小肠点　● 大肠点　● 肾上腺
● 腹腔神经丛　● 肝点　● 降结肠　● 脾点　● 横结肠
● 脑垂体　● 脾胃大肠反射区　● 升结肠

按摩方法 🖐

❶ 点掐肝点 1 分钟。

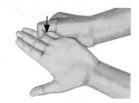

❷ 点掐脾点 1 分钟。

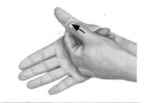

❸ 点掐小肠点 1 分钟。

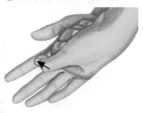

❹ 点掐大肠点 1 分钟。

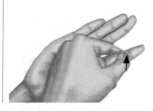

⑤ 拇指点推脊柱反射区 10 ~ 20 次。

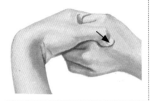

⑥ 推肺反射区 10 ~ 20 次。

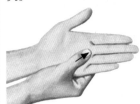

⑦ 拇指推横结肠反射区 10 ~ 20 次。

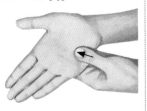

⑧ 指推升结肠反射区 10 ~ 20 次。

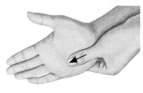

⑨ 指推降结肠反射区 10 ~ 20 次。

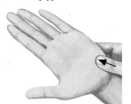

⑩ 拿肺反射区，点揉肾反射区 10 ~ 15 次。

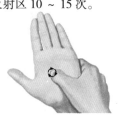

⑪ 拿肺反射区，拇指点揉肾上腺反射区 10 ~ 15 次。

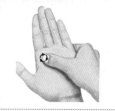

⑫ 拿肺反射区，点揉脑垂体反射区 10 ~ 15 次。

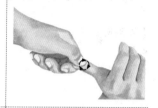

⑬ 按揉腹腔神经丛反射区 2 分钟。

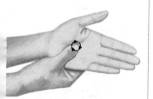

⑭ 捏拿脾胃大肠反射区 10 ~ 20 次。

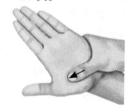

小贴士

冬瓜车前草汤防治肥胖症：冬瓜 500 克洗净，去皮和瓜仁，切厚件；鲜车前草 100 克洗净，去根。把上二药放入锅内，加清水适量，武火煮沸后，文火煲半小时，去渣饮汁。本方利水减肥，除烦止渴，适用于肥胖、水肿、烦渴、小便不利或小便涩痛等症。

咳喘病 +

【常用反射区】

●全头区 ●偏头区 ●喉与气管 ●咽喉 ●后纵隔 ●肾上腺 ●肺 ●咳喘点 ●胸部

按摩方法

① 拇指按揉肺反射区 1～2分钟。

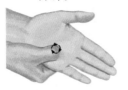

② 拇指点按咳喘点反射区 1～2分钟。

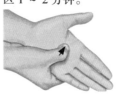

③ 拇指推胸部反射区 1～2分钟。

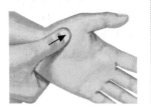

④ 拇指捏肺反射区 1～2分钟。

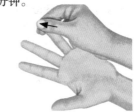

❺ 拇指点按肾上腺反射区 1 ~ 2 分钟。

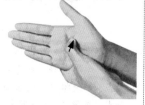

❻ 拇指捏揉全头区反射区 1 ~ 2 分钟。

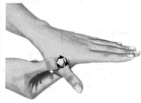

❼ 拇指捻偏头区反射区 1 ~ 2 分钟。

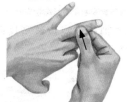

❽ 拇指按揉喉与气管反射区 1 ~ 2 分钟。

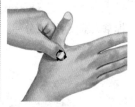

小贴士

麦芽糖治咳嗽：取麦芽糖 1500 克，装在玻璃瓶中，咳嗽严重时，每 5 ~ 20 分钟抓一撮拇指大小的麦芽糖吃下，随着病症的减轻，逐渐延长到 30 ~ 60 分钟吃一次，也就是感到喉咙痒想咳时就吃，如此最慢两个星期即可治好。发病期间，避免吃辛辣的东西。

鼻炎 🩹

【常用反射区】

●大脑（头部） ●额窦 ●肺、支气管 ●头颈淋巴结 ●甲状腺 ●甲状旁腺 ●脾 ●肾上腺 ●感冒点 ●上身淋巴结 ●下身淋巴结 ●颈椎 ●脑垂体 ●鼻 ●喉与气管 ●扁桃体 ●肺点 ●脾点 ●大肠点

按摩方法 👋

① 捏拿大脑反射区2分钟。

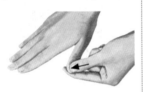

② 拇指端点按额窦反射区2分钟。

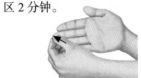

③ 以拇指端推鼻反射区1分钟。

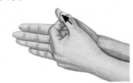

④ 拇指平推按肺、支气管反射区，并对中指根部敏感点点压5～10次。

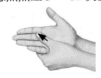

⑤ 拇、示指点掐头颈淋巴结反射区1分钟。

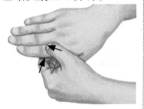

⑥ 拇指按揉上身淋巴结反射区2分钟。

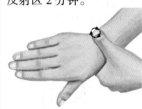

⑦ 拇指按揉下身淋巴结反射区2分钟。

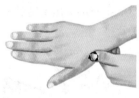

⑧ 按揉肾反射区1分钟。

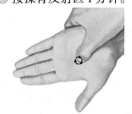

随症加减

急性鼻炎

① 拇指点按感冒点1分钟。

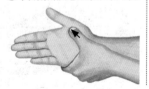

② 拇指平推喉与气管反射区1分钟。

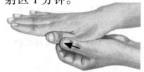

慢性单纯性鼻炎

① 屈示指点按脾反射区，并向左旋转 50 次。

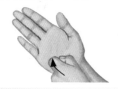

② 拇指平推甲状腺反射区 1 分钟。

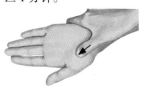

③ 拇指平推颈椎反射区 1 分钟。

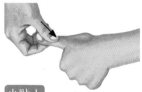

④ 伴头痛、头昏、记忆力减退等加揉压大脑反射区、拇指端点额窦反射区 1 分钟。

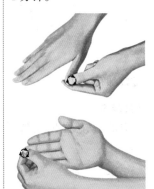

小贴士

吸玉米须烟治鼻炎：玉米须（干）6 克，当归尾 3 克。玉米须晒干切细丝，当归尾焙干切碎，二药混合装入烟斗，点燃吸烟，让烟从鼻腔出。每日 5～7 次，每次 1～2 烟斗。本方有活血通窍之功效，主治鼻炎。

萎缩性鼻炎

① 拇指端点按肺点 30 秒。

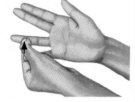

② 拇指端点按脾点 30 秒。

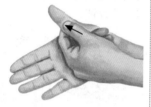

③ 拇指端点大肠点。

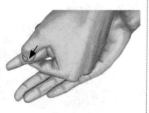

过敏性鼻炎

① 顺时针按揉脾反射区 1 分钟。

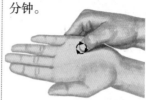

② 拇指端点按脑垂体反射区 1 分钟。

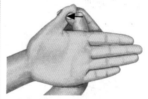

③ 掐按甲状旁腺反射区 1 ~ 2 分钟。

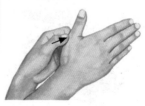

咽喉炎

【常用反射区】

● 鼻咽　● 舌咽　● 咽喉　● 甲状腺　● 喉与气管　● 颈部
● 肺　● 胃

按摩方法

① 拇指按揉鼻咽反射区 2～3分钟。

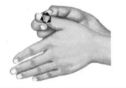

② 拇指推颈部反射区 2～3分钟。

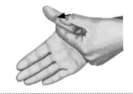

③ 拇指按揉舌咽反射区 2～3分钟。

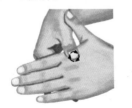

④ 拇指点按甲状腺反射区 2～3分钟。

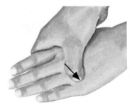

⑤ 拇指按揉喉与气管反射区 2 ~ 3 分钟。

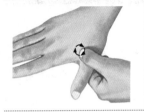

⑥ 拇指推肺反射区 2 ~ 3 分钟。

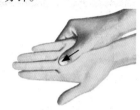

⑦ 拇指推胃反射区 2 ~ 3 分钟。

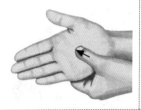

⑧ 拇指按压咽喉反射区 2 ~ 3 分钟。

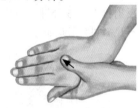

⑨ 拇指捏揉肺穴反射区 2 ~ 3 分钟。

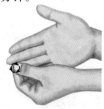

胃肠炎 🩹

【常用反射区】

●肾上腺　●肝点　●食管　●胃　●脾胃大肠区　●胃肠痛点　●大肠点　●小肠点　●呃逆点　●横膈膜

按摩方法 ✋

① 拇指按揉脾胃大肠区反射区 3 ~ 5 分钟，消化不良者可延长时间。

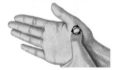

② 拇指点按胃反射区 3 ~ 5 分钟。

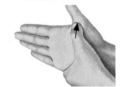

③ 拇指按压肾上腺反射区 3 ~ 5 分钟。

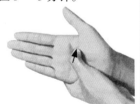

④ 屈拇指点肾上腺反射区 3 ~ 5 分钟。

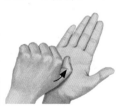

⑤ 拇指点按肝点3分钟。

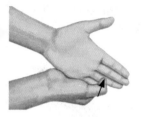

以吐酸为主症的胃肠炎

❶ 推揉食管反射区3~5分钟。

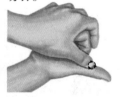

❷ 拇指端点胃肠痛点3~5分钟。

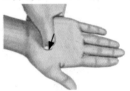

以腹泻为主症的胃肠炎

❶ 拇指按揉脾胃大肠反射区3~5分钟。

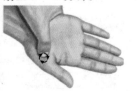

❷ 拇指端点按大肠点3~5分钟。

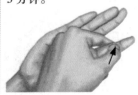

以便秘为主症的胃肠炎

① 拇指点按大肠点 3 ~ 5 分钟。

② 拇指点按小肠点 3 ~ 5 分钟。

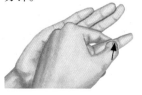

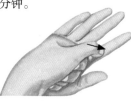

以呃逆（打嗝）为主症的胃肠炎

① 拇指推横膈膜反射区 100 ~ 150 次。

② 拇指点掐呃逆点 3 ~ 5 分钟。

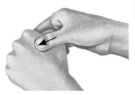

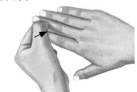

患有胃、十二指肠溃疡者

① 按胃肠痛点 3 ~ 5 分钟。

② 拇指点按食管反射区 3 ~ 5 分钟。

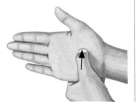

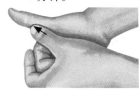

耳鸣耳聋 🩹

【常用反射区】

● 肾上腺 ● 腹腔神经丛 ● 肾 ● 输尿管 ● 膀胱
● 额窦 ● 颈项 ● 脑垂体 ● 小脑、脑干 ● 耳 ● 头
颈淋巴结 ● 内耳迷路

按摩方法 🖐

1 对擦掌心、掌背 0.5 ~ 1 分钟。

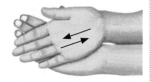

2 按肾上腺反射区 2 分钟。

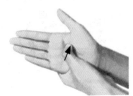

3 推腹腔神经丛反射区 10 次。

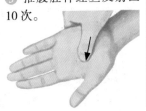

4 捏按肾反射区 15 ~ 20 次。

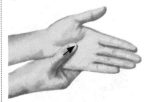

⑤ 用力推输尿管反射区 15～20次。

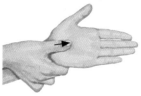

⑥ 捏膀胱反射区15～20次。

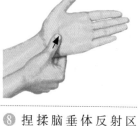

⑦ 以指点按额窦反射区 10～15次。

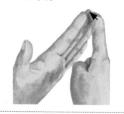

⑧ 捏揉脑垂体反射区 15～20次。

⑨ 以指点按小脑、脑干 反射区10次。

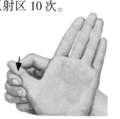

⑩ 拇指点按耳反射区 10～15次。

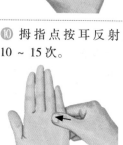

⓫ 按揉内耳迷路反射区 10 ~ 15次。

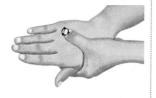

⓬ 以指推揉颈项反射区 15 ~ 20次。

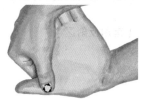

⓭ 以指点掐头颈淋巴结 反射区 5 ~ 10次。

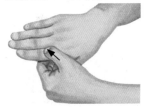

⓮ 对按掌心 1 分钟。

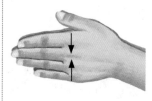

小贴士

治疗中耳炎引起的耳鸣耳聋，可采鲜蒲公英全草，洗净晾干，捣成糊状，用双层消毒纱布包住，用力拧挤取汁。每天早、中、晚用滴管吸取药汁滴入耳孔。滴药前，先将耳道脓血清除干净。

失眠症

【常用反射区】

●大脑 ●心脏 ●额窦 ●小脑、脑干 ●甲状腺
●腹腔神经丛 ●肾脏 ●小肠 ●甲状旁腺 ●胆囊

按摩方法

① 拇指按揉大脑反射区 5 ~ 10 次。

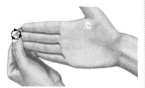

② 拇指点按额窦反射区 5 ~ 10 次。

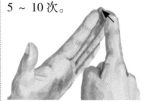

③ 拇指推摩心脏反射区 5 ~ 10 次。

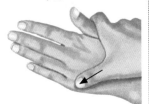

④ 推按小脑、脑干反射区 5 ~ 10 次。

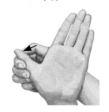

⑤ 拇指按压胆囊反射区
5 ~ 10次。

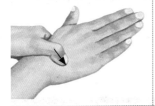

⑥ 按揉甲状腺反射区
5 ~ 10次。

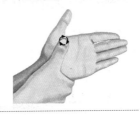

⑦ 点按甲状旁腺反射区
5 ~ 10次。

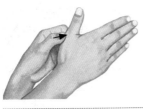

⑧ 推摩腹腔神经丛反射
区5 ~ 10次。

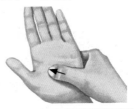

⑨ 拇指推摩小肠反射区
5 ~ 10次。

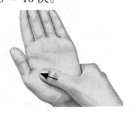

⑩ 按揉肾反射区10 ~ 15次。

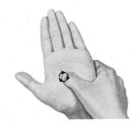

近视

【常用反射区】

● 眼　● 前头区　● 脑　● 心　● 肝胆　● 肾　● 肝

按摩方法

① 点按眼反射区 30 秒。

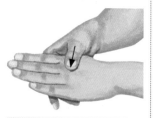

② 用力点按前头区反射区 30 秒。

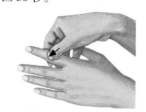

③ 推揉肝胆反射区 30 秒。

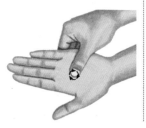

④ 按揉心反射区 30 秒。

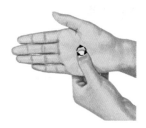

遗精 🏥

【常用反射区】

●肾 ●膀胱 ●输尿管 ●肺 ●甲状腺 ●前列腺和阴茎 ●大脑 ●肾上腺 ●心脏 ●脑垂体 ●生殖腺

按摩方法 ✋

① 用拇指按揉法按揉肾、膀胱反射区各 2 分钟左右。

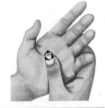 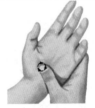

② 用拇指推法从桡侧向尺侧推肺、甲状腺、前列腺和阴茎反射区各 1 分钟左右。

  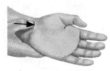

❸ 用拇指推法向心方向推
大脑反射区2分钟左右。

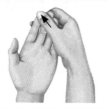

❹ 用拇指端点按法点按肾上腺、心脏、脑垂体、生殖
腺反射区各2分钟左右。

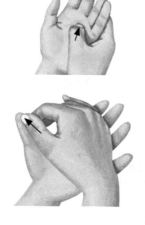

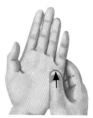

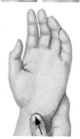

阳痿 🏥

【常用反射区】

●肾脏 ●膀胱 ●输尿管 ●肺 ●前列腺 ●脊椎 ●生殖腺 ●胃 ●肾上腺 ●心脏 ●脑垂体 ●肝 ●胰 ●腹股沟 ●腹腔神经丛

按摩方法

① 用拇指按揉法按揉肾、膀胱反射区各 2 分钟左右。

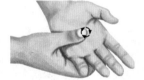
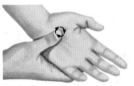

② 用拇指推法从桡侧向尺侧推肺、前列腺反射区各 1 分钟左右。

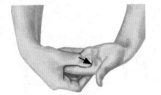

❸ 用拇指推法向心方向推
输尿管反射区 2 分钟左右。

❹ 用拇指推法向心方向推
脊柱反射区 3 分钟左右。

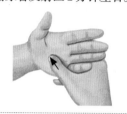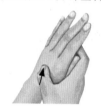

❺ 用拇指端点按法点按肝、心、脑垂体、脾、腹股沟、
腹腔神经丛反射区各 1 分钟左右。

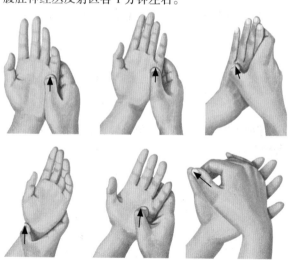

早泄 ✚

【常用反射区】

●肾 ●膀胱 ●输尿管 ●肺 ●甲状腺 ●前列腺和阴茎 ●大脑 ●肾上腺 ●心脏 ●脑垂体 ●生殖腺

按摩方法

早泄的足部反射区自我按摩方法和遗精相同。

① 用拇指按揉法按揉肾、膀胱反射区各 2 分钟左右。

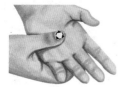 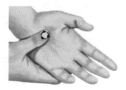

② 用拇指推法从桡侧向尺侧推肺、甲状腺、前列腺和阴茎反射区各 1 分钟左右。

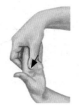 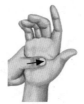 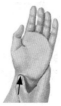

❸ 用拇指推法向心方向推
大脑反射区 2 分钟左右。

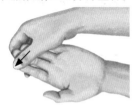

小贴士

治早泄一方：取草莓 30
克（干品 15 克），芡实
15 克，覆盆子 10 克，
韭菜子（炒）10 克，水
煎服。本方还可治疗尿
频及小儿遗尿等症。

❹ 用拇指端点按法点按肾上腺、心脏、脑垂体、生殖
腺反射区各 2 分钟左右。

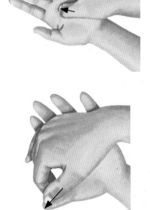
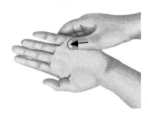
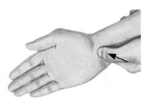

前列腺疾病

【常用反射区】

●脑垂体　●肾　●输尿管　●膀胱　●生殖腺　●前列腺　●肾上腺　●腹股沟　●脾　●腹腔神经丛　●头颈淋巴结　●上身淋巴结　●下身淋巴结

按摩方法

① 点揉下腹穴 10 ~ 15 次。

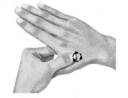

② 捏揉脑垂体反射区 15 ~ 20 次。

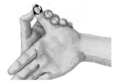

③ 拇指捏拿肾反射区 15 ~ 20 次。

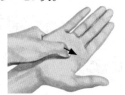

④ 拇指点膀胱反射区 15 ~ 20 次。

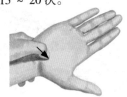

⑤ 拇指推输尿管反射区15 ~ 20次。

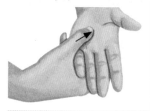

⑥ 捏拿肾上腺反射区15 ~ 20次。

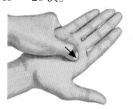

⑦ 点揉腹股沟反射区15 ~ 20次。

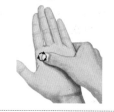

⑧ 点揉生殖腺反射区15 ~ 30次。

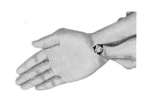

⑨ 拿揉前列腺反射区30 ~ 50次。

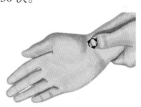

⑩ 对擦手掌正中线20 ~ 30次。

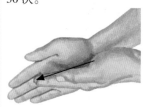

⑪ 捏手指两侧 10 ~ 15 次。

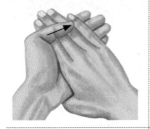

⑫ 拔伸每个手指各 2 次。

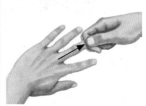

⑬ 对压虎口 10 ~ 15 次。

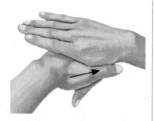

⑭ 捏揉合谷穴 1 分钟。

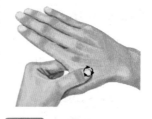

⑮ 叩击手背 1 分钟。

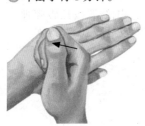

小贴士

长途骑自行车易诱发前列腺疾病：自行车的车座处在人体会阴部，使后尿道、前列腺、精囊等器官受到压迫，造成这些器官充血，时间一长，易诱发前列腺疾病。

痛经

【常用反射区】

●脑垂体 ●腹腔神经丛 ●肾上腺 ●肾 ●脾 ●卵巢（即生殖腺） ●子宫 ●肝 ●脾点 ●肾点 ●心悸点 ●腰椎 ●骶骨 ●尾骨 ●会阴点 ●全麻点 ●命门点 ●三焦（上、中、下）点

按摩方法

❶ 拇指指甲在脑垂体反射区上，点压 5 ~ 10 次。

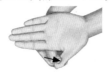

❷ 以拇指按揉肾反射区 1 分钟。

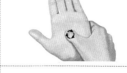

❸ 拇指按揉肾上腺反射区 1 分钟。

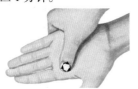

❹ 围绕肾按揉腹腔神经丛反射区 10 ~ 20 次。

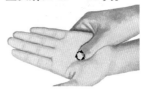

⑤ 以左手拇指、示指按在右手肝反射区上轻轻捏揉 10 ～ 20 次。

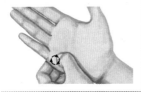

⑥ 以右手拇指按在左手脾反射区上，拇指按压 10 ～ 20 次。

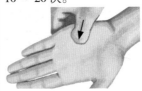

⑦ 定点按压卵巢（即生殖腺）反射区 10 ～ 20 次。

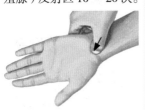

⑧ 拇指按揉子宫反射区 20 ～ 50 次。

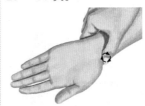

⑨ 以拇指施力，沿拇指桡侧近端或第三掌骨远端向指尖方向推压腰椎反射区 10 ～ 20 次。

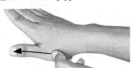

⑩ 以拇指施力，沿拇指桡侧近端向指尖方向推压骶骨反射区 10 ～ 20 次。

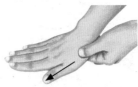

⓫ 拇指施力，以拇指头端按压尾骨反射区 10 ~ 20 次。

⓬ 拇指点、按、揉脾点 10 ~ 20 次。

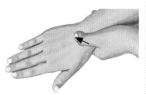

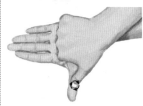

⓭ 拇指点、按、揉三焦点 10 ~ 20 次。

⓮ 拇指点、按、揉肾点 10 ~ 20 次。

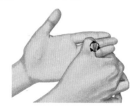

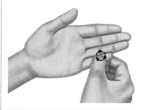

⓯ 拇指点、按、揉命门点 10 ~ 20 次。

⓰ 拇指点、按、揉心悸点 10 ~ 20 次。

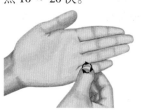

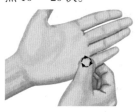

月经不调 🏥

【常用反射区】

●脑垂体 ●肾上腺 ●腰椎 ●骶骨 ●卵巢（即生殖腺）

按摩方法 🤚

① 用拇指点法点按脑垂体反射区、肾上腺反射区各5分钟左右。

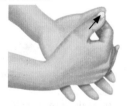
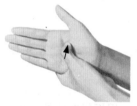

② 用拇指按法按腰椎反射区、骶骨反射区各3分钟左右。

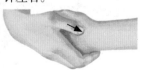

③ 用拇指按揉法按揉生殖腺反射区5分钟左右。

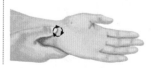

闭经 🏥

【常用反射区】

●脑垂体　●肾上腺　●腰椎　●骶骨　●生殖腺（即卵巢）

按摩方法

① 用拇指按法按脑垂体反射区、肾上腺反射区各 5 分钟左右。

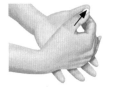

② 用拇指按法按腰椎反射区、骶骨反射区各 3 分钟左右。

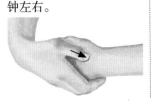

③ 用拇指按揉法按揉生殖腺反射区 5 分钟左右。

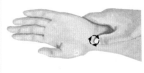

不孕症 ✚

　　不孕症是指女子结婚后，夫妇正常同居 2 年以上，性生活正常，配偶生殖机能正常，未采取任何避孕措施而仍不能怀孕者，或曾孕而又间隔两年以上不孕者。

【常用反射区】

●肾　●肾上腺　●生殖腺　●脾　●骨　●输尿管　●膀胱　●阴道和子宫　●腹股沟　●甲状旁腺　●乳房　●肝　●胆　●脑垂体　●甲状腺　●小肠　●大肠　●脊柱

按摩方法 ✎

❶ 用拇指按揉法按揉肾上腺、肾脏两反射区各 3 分钟左右。

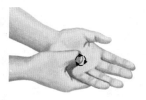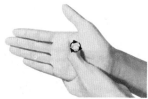

② 拇指点揉脾反射区 50 ～ 60 次。

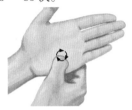

③ 拇指按揉胃反射区 50 ～ 60 次。

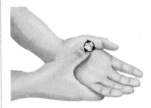

④ 拇指按输尿管、膀胱 反射区各 150 ～ 200 次。

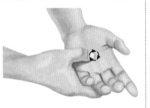

⑤ 拇指按阴道和子宫反 射区各 150 ～ 200 次。

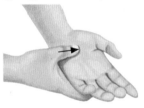

⑥ 用拇指推法向心方向推甲状腺、小肠、大肠、脊柱 各反射区 30 ～ 60 次。

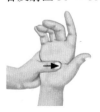 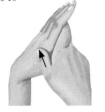 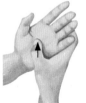

慢性盆腔炎

【常用反射区】

●肾上腺 ●肾脏 ●膀胱 ●输尿管 ●肺 ●上身淋巴结 ●下身淋巴结 ●甲状旁腺 ●肝 ●脾 ●子宫 ●卵巢（即生殖腺）●腹腔神经丛 ●腰椎 ●骶骨 ●尾骨

按摩方法

❶ 用拇指按揉法按揉肾、膀胱反射区各 2 分钟左右。

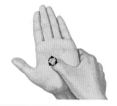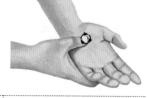

❷ 用拇指推法向心方向推输尿管反射区 2 分钟左右。

❸ 用拇指推法从桡侧向尺侧推肺反射区 2 分钟左右。

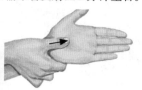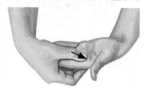

❹ 用拇指点法点上身淋巴结、下身淋巴结、甲状旁腺、肝、脾、子宫、卵巢（即生殖腺）反射区各1分钟左右。

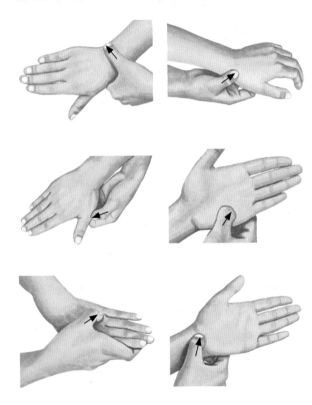

性冷淡 🔋

【常用反射区】

●肾脏 ●输尿管 ●膀胱 ●肺 ●乳房 ●阴道和子宫（女性） ●乳房反射区 ●甲状腺 ●大脑 ●腰椎 ●尾骨 ●生殖腺 ●肾上腺 ●骶骨 ●腹股沟 ●肝 ●心脏 ●脾

按摩方法 🖐️

① 用拇指按揉法按揉肾、膀胱反射区各 2 分钟左右。

② 用拇指推法向心方向推输尿管反射区 2 分钟左右。

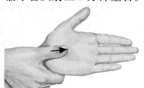

③ 用拇指推法从桡侧向尺侧推肺、乳房、阴道和子宫反射区各 2 分钟左右。

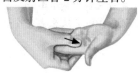

❹ 拇指推法向心方向推甲状腺、大脑反射区各 2 分钟左右。

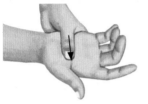 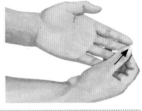

❺ 用拇指推法向心方向推腰椎反射区 2 分钟左右。

❻ 用拇指推法从桡侧向尺侧推尾骨反射区 1 分钟左右。

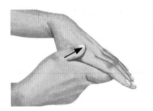 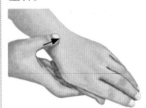

小贴士

肉苁蓉羊肉粥辅治女子性冷淡：肉苁蓉 50 克切片，先放入锅内煮 1 小时，去药渣，再放入碎羊肉 200 克、粳米 100 克及生姜 3 片一同煮粥，加盐调味即成。

⑦ 用拇指端点法点生殖腺、肾上腺、骶骨、腹股沟、肝、心脏、脾反射区各 1 分钟左右。

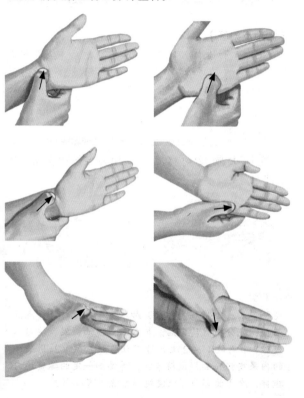

美容美体 ✚

【常用反射区】

●大脑 ●脑垂体 ●额窦 ●肾上腺 ●腹腔神经丛 ●肾 ●输尿管 ●膀胱 ●脾胃大肠区 ●腹股沟 ●眼 ●上颌、下颌 ●胆囊

按摩方法

❶ 按揉大脑反射区 2 分钟。

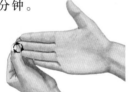

❷ 用力点按额窦反射区 5 ~ 10 次。

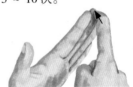

小贴士

美肤二法：1. 将鸡蛋打散，加入半个柠檬汁及一点点粗盐，充分搅拌均匀后，再加入橄榄油，混合均匀后敷脸，1 周做 1 ~ 2 次就可以让肌肤紧实。2. 用栗子的内果皮，将其捣成粉末状，再添加一定的蜂蜜均匀搅拌，涂于面部，可以使脸部光洁、富有弹性。

③ 揉脑垂体反射区 2
分钟。

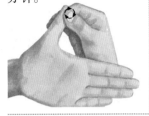

④ 按压眼反射区 8 ~ 10次。

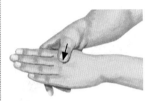

⑤ 掐上颌、下颌反射区
各 30 秒。

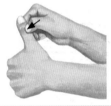

⑥ 拇指按压胆囊反射区
5 ~ 10 次。

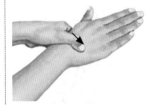

⑦ 推摩腹腔神经丛反射
区 2 分钟。

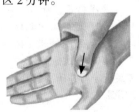

⑧ 拇指点按肾上腺反射
区 5 ~ 8 次。

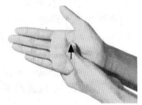

❾ 按揉脾胃大肠区反射区 2 分钟。

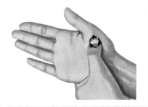

❿ 以指按腹股沟反射区 8 ~ 10 次。

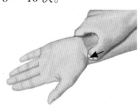

⓫ 按揉肾、输尿管、膀胱反射区各 10 ~ 15 次。

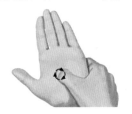

⓬ 对搓手掌，以透热为度。

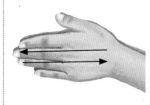

小贴士

祛斑二法：1. 取新鲜鸡蛋 1 只，洗净揩干，加入 500 毫升优质醋中浸泡 1 个月。当蛋壳溶解于醋液中之后，取 1 小汤匙溶液掺入 1 杯开水，搅拌后服用，每天 1 杯。长期服用醋蛋液，能使皮肤光滑细腻，扫除面部所有黑斑。2. 对于一些小斑点，可用干净的茄子皮敷脸，一段时间后，小斑点就不那么明显了。

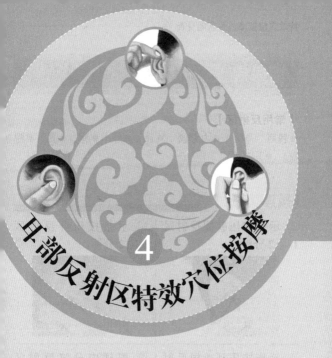

4

耳部反射区特效穴位按摩

　　耳郭全息理论认为，耳朵就是人体的一个缩影，耳郭就像一个头朝下、臀朝上的倒蜷缩在母体子宫中的婴儿。几乎人体各个相对独立的部位在耳郭处都有一个对应的反射区，这些部位与其耳部的反射区不断交换着人体内外的信息，当体内器官出现不适或异常，耳部反射区就会出现明显的反应。反过来，通过按摩刺激这些耳部反射区，即可令相对应的器官恢复健康状态。

糖尿病 🔳

【常用反射区】

●胰胆 ●心 ●内分泌 ●肾 ●肝 ●肺 ●胃 ●膀胱 ●耳迷根

按摩方法

① 示指按压胰胆反射区 1 ~ 2分钟。

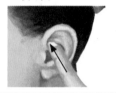

② 示指按压肝反射区 1 ~ 2分钟。

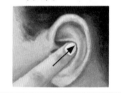

③ 示指按压耳迷根反射区 1 ~ 2分钟。

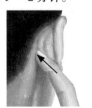

④ 捏揉内分泌反射区 1 ~ 2分钟。

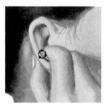

⑤ 捏揉神门穴1～2分钟。

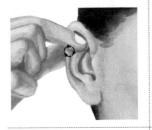

⑥ 示指揉心反射区1～2分钟。

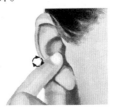

⑦ 示指揉肺反射区1～2分钟。

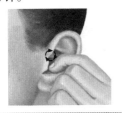

⑧ 示指揉胃反射区1～2分钟。

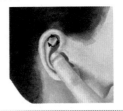

⑨ 示指揉肾反射区1～2分钟。

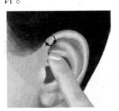

⑩ 示指揉膀胱反射区1～2分钟。

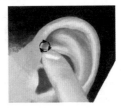

高血压病 🏥

【常用反射区】

●耳尖　●心　●内分泌　●肾上腺　●肝阳　●轮
1～轮6　●屏尖　●皮质下　●降压沟　●肝

按摩方法 🖐

① 按压耳尖50～60次。	② 示指按压心反射区50～60次。

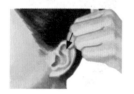 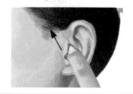

③ 按压内分泌反射区50～100次。	④ 指甲推肾上腺反射区30～50次。

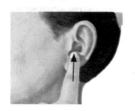 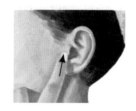

⑤ 示指指甲推降压沟
30 ~ 50 次。

⑥ 揉捏轮 1 ~ 轮 6 各
20 ~ 30 次。

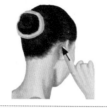
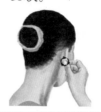

⑦ 拇指点掐肝阳反射区
30 ~ 50 次。

⑧ 示指点掐屏尖反射区
20 ~ 30 次。

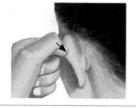
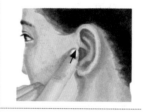

⑨ 点掐皮质下反射区
30 ~ 50 次。

⑩ 示指点掐肝反射区
30 ~ 50 次。

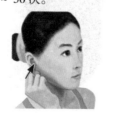
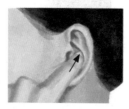

高脂血症 ✚

【常用反射区】

● 内分泌　● 肾　● 胃　● 皮质下　● 肾上腺　● 饥点　● 耳尖　● 心　● 耳背心

按摩方法 ✋

① 示指按压内分泌反射区 3 分钟。

② 按压肾反射区 2 分钟。

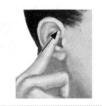

③ 点按神门穴 2 分钟。

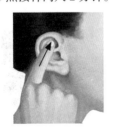

④ 按揉胃反射区 2 分钟。

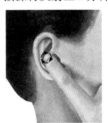

⑤ 指甲推皮质下反射区2分钟。

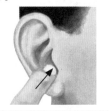

⑥ 按压肾上腺反射区2分钟。

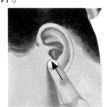

⑦ 按压饥点2分钟。

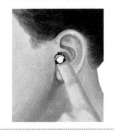

⑧ 掐耳尖2分钟。

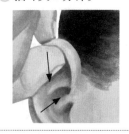

⑨ 按压心反射区2分钟。

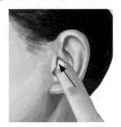

⑩ 指按耳背心反射区2分钟。

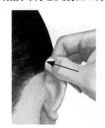

冠心病

【常用反射区】

● 心 　● 交感 　● 胸 　● 小肠 　● 肝阳 　● 肝 　● 肾
● 屏尖 　● 耳背心 　● 皮质下

按摩方法

① 发作时挤按心脏反射区 50 ~ 100 次。

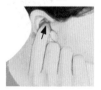

② 挤按交感反射区 50 ~ 100 次。

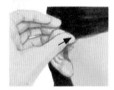

③ 挤按耳背心反射区 50 ~ 100 次。

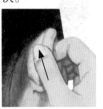

④ 用力挤按神门穴 50 ~ 100 次。

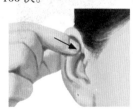

⑤ 缓解时除挤按上述穴位外，加揉压小肠反射区 100 ～ 200 次。

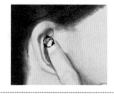

⑥ 揉压胸反射区 100 ～ 200 次。

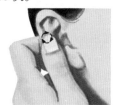

⑦ 掐压肝阳反射区 100 次。

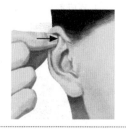

⑧ 掐压屏尖反射区 100 次。

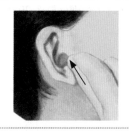

⑨ 掐压皮质下反射区 100 次。

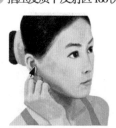

⑩ 掐压肝反射区 100 次。

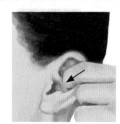

颈椎病 🏥

【常用反射区】

●指　●腕　●肘　●肩　●锁骨　●颈椎　●颈　●枕
●外耳

按摩方法 🖐️

① 按压颈椎反射区 20 秒。

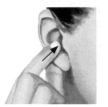

② 按压颈反射区 20 秒。

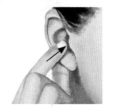

③ 指甲推指反射区 20 秒。

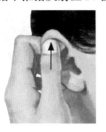

④ 指甲推腕反射区 20 秒。

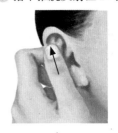

⑤ 指甲推肘反射区 20 秒。

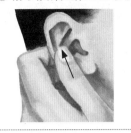

⑥ 指甲推肩反射区 20 秒。

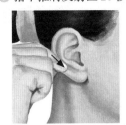

⑦ 指甲推锁骨反射区 20 秒。

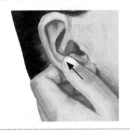

⑧ 点掐枕反射区 20 秒。

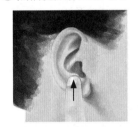

⑨ 点掐神门穴 20 秒。

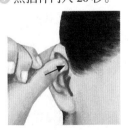

⑩ 捏揉外耳 20 秒。

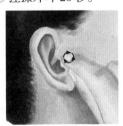

肩周炎 ✚

【常用反射区】

●肩　●锁骨　●皮质下　●内分泌　●肾　●肝　●耳背肾　●三焦

按摩方法 🥄

① 全耳搓摩法。

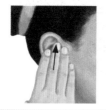

② 手摩耳轮法。

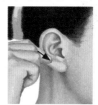

耳穴按摩法

① 示指按揉肝反射区 1 ~ 2 分钟。

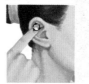

② 推耳背肾反射区 1 ~ 2 分钟。

❸ 示指点按肾反射区 1 ~ 2 分钟。

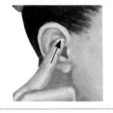

❹ 示指捏揉锁骨反射区 1 ~ 2 分钟。

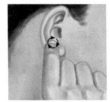

❺ 推肩反射区 1 ~ 2 分钟。

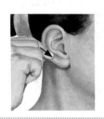

❻ 点按耳神门穴 1 ~ 2 分钟。

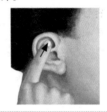

❼ 推皮质下反射区 1 ~ 2 分钟。

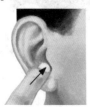

❽ 点掐内分泌反射区 1 ~ 2 分钟。

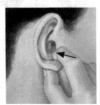

风湿病

【常用反射区】

●指 ●肾 ●腕 ●肘 ●肩 ●踝 ●膝 ●髋 ●颈椎 ●胸椎 ●腰骶椎 ●肾上腺 ●内分泌

按摩方法

① 示指搓摩指反射区30秒。

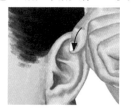

② 示指按压风溪穴30秒。

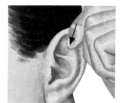

③ 示指搓摩腕反射区30秒。

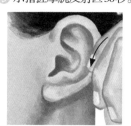

④ 示指搓摩肘反射区30秒。

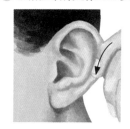

⑤ 示指搓摩肩反射区30秒。

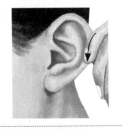

⑥ 示指按压踝反射区30秒。

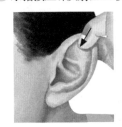

⑦ 示指按压膝反射区30秒。

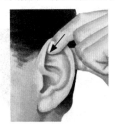

⑧ 示指按压髋反射区30秒。

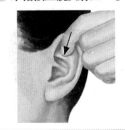

⑨ 指甲推颈椎反射区30秒。

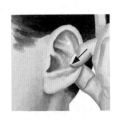

⑩ 以指甲推胸椎反射区30秒。

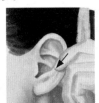

更年期综合征 🏥

【常用反射区】

●内生殖器 ●内分泌 ●皮质下 ●肝 ●肾 ●盆腔 ●心 ●降压沟

按摩方法 👆

① 按压心反射区1分钟。

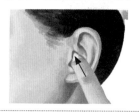

② 按压肝反射区1分钟。

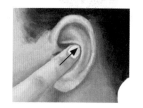

③ 推按内分泌反射区20 ~ 30次。

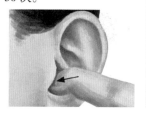

④ 推按皮质下反射区20 ~ 30次。

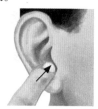

⑤ 示指揉压肾反射区 2 ~ 3 分钟。

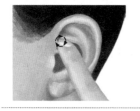

⑥ 揉神门穴 2 ~ 3 分钟。

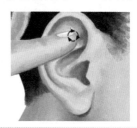

⑦ 用指甲掐内生殖器反射区 1 分钟。

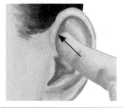

⑧ 按盆腔反射区 1 分钟。

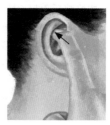

⑨ 搓摩降压沟反射区 2 ~ 3 分钟。

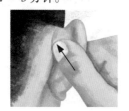

肥胖症

【常用反射区】

●脾　●三焦　●内分泌　●食管　●肺　●交感　●口
●胃　●肾　●皮质下　●饥点　●零点（膈、耳中）

按摩方法

① 按掐脾反射区、神门穴，每次3分钟，每日3～5次。

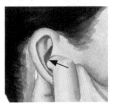

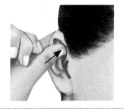

② 点掐压肺反射区，每次3分钟，每日3～5次。

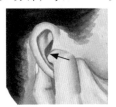

③ 点掐压交感反射区，每次3分钟，每日3～5次。

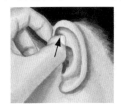

④ 点按口反射区，每次3分钟，每日3～5次。

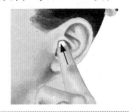

⑤ 点按食管反射区，每次3分钟，每日3～5次。

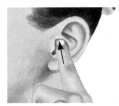

⑥ 点按饥点，每次3分钟，每日3～5次。

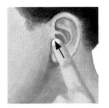

⑦ 捏揉零点，每次3分钟，每日3～5次。

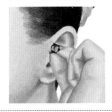

⑧ 点按或点掐内分泌反射区，每次2分钟，每日3～5次。

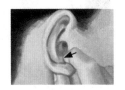

⑨ 点按或点掐肺反射区，每次2分钟，每日3～5次。

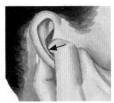

咳喘病

【常用反射区】

●轮1～轮6 ●交感 ●胸 ●下耳根 ●角窝中 ●肾上腺 ●咽喉 ●对屏间 ●气管 ●肺 ●口 ●大肠 ●肾

按摩方法

① 示指搓摩轮1～轮6反射区30秒。

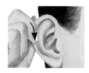

② 指甲推胸反射区30秒。

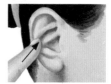

③ 以示指按压交感反射区30秒。

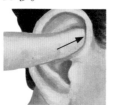

④ 示指按压神门穴30秒。

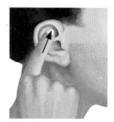

⑤ 示指按压角窝中反射区 30 秒。

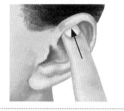

⑥ 拇指点掐肾上腺反射区 30 秒。

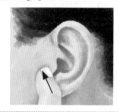

⑦ 以示指点掐咽喉反射区 30 秒。

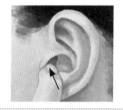

⑧ 拇示指捏揉对屏间反射区 30 秒。

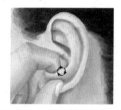

⑨ 以示指按压气管反射区 30 秒。

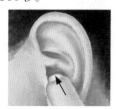

⑩ 指甲推肺反射区 30 秒。

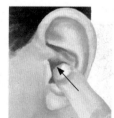

鼻炎 🏥

【常用反射区】

●交感 ●颈椎 ●外鼻 ●肾上腺 ●额 ●内鼻 ●扁桃体 ●枕 ●肺 ●脾 ●内分泌 ●大肠 ●肾 ●膀胱 ●三焦

按摩方法

① 按揉肾反射区1分钟。

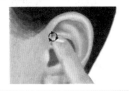

② 示指揉肺反射区1分钟。

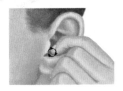

③ 捏揉内分泌反射区1分钟。

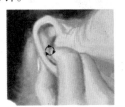

④ 示指端点掐外鼻反射区1分钟。

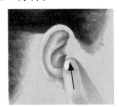

⑤ 示指端点掐内鼻反射
区 1 分钟。

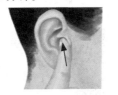

⑥ 示指端按压肾上腺反
射区 1 分钟。

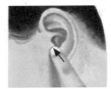

(随症加减)

急性鼻炎

① 捏揉神门穴 1 分钟。

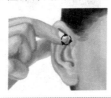

② 示指按压交感反射区 1
分钟。

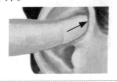

慢性单纯性鼻炎、慢性肥厚性鼻炎

① 示指端压揉膀胱反射
区 1 分钟。

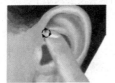

② 示指端按揉大肠反射
区 1 分钟。

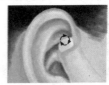

萎缩性鼻炎

① 按揉脾反射区 1 分钟。

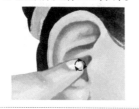

② 示指端按揉额反射区 1 分钟。

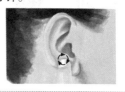

③ 揉按枕反射区 1 分钟。

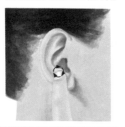

④ 示指点掐三焦反射区 1 分钟。

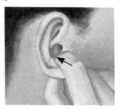

过敏性鼻炎

在主证基础上重按内分泌、外鼻、肾上腺三个反射区。

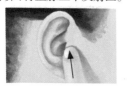

小贴士

鼻炎的蒜醋疗法：将蒜瓣削根去皮装入坛中，加入食醋浸泡后密封。一个月后启封，每晚食 3～4 瓣蒜，并将醋倒入小口瓶中，对准鼻孔熏半小时。

咽喉炎 🏥

【常用反射区】

●耳尖 ●轮1～轮6 ●肾上腺 ●咽喉 ●心 ●肺
●口 ●胃 ●扁桃体 ●下耳根

按摩方法 🦪

❶ 拇指指甲点掐耳尖反射区1分钟。

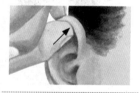

❷ 示指搓摩轮1～轮6，1分钟。

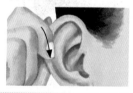

❸ 示指按压肾上腺反射区1分钟。

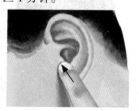

❹ 示指按压咽喉反射区1分钟。

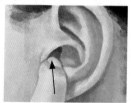

⑤ 以示指按压心反射区1
分钟。

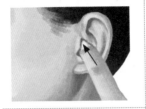

⑥ 指甲推肺反射区1分钟。

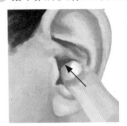

⑦ 以示指按压口反射区1
分钟。

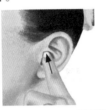

⑧ 以示指按压胃反射区1
分钟。

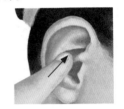

⑨ 示指捏揉扁桃体反射
区1分钟。

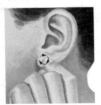

⑩ 示指按压下耳根1分钟。

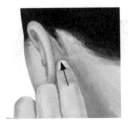

胃肠炎 🏥

【常用反射区】

●脾　●胃　●心　●交感　●食管　●枕　●肝　●皮质下　●三焦

按摩方法 📖

① 示指按揉胃反射区 2 ~ 3 分钟。

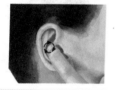

② 拇、示指按压神门穴 2 ~ 3 分钟。

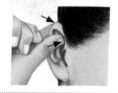

③ 拇、示指点掐交感反射区 2 ~ 3 分钟。

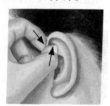

④ 示指点按三焦反射区 2 ~ 3 分钟。

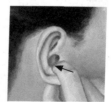

慢性萎缩性胃炎的治疗

❶ 示指掐脾反射区 2 ~ 3
分钟。

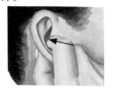

❷ 指掐交感反射区 2 ~ 3
分钟。

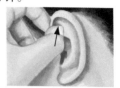

❸ 点掐神门穴 2 ~ 3 分钟。

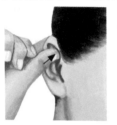

❹ 点掐皮质下反射区 2 ~
3 分钟。

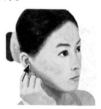

消化不良的治疗

❶ 捏揉耳郭 2 ~ 3 分钟。

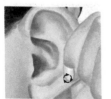

❷ 示指掐按枕反射区 2 ~
3 分钟。

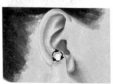

耳鸣耳聋 ➕

【常用反射区】

● 内耳 ● 外耳 ● 肾 ● 枕 ● 颞 ● 肝 ● 胆 ● 内分泌 ● 皮质下 ● 耳尖 ● 肾上腺 ● 脾 ● 胃 ● 内生殖器 ● 耳背肝 ● 三焦

按摩方法 ✋

❶ 全耳搓摩法

双手示中二指搓摩耳郭腹背两面，反复搓摩10～15次，使全耳发热、发红。

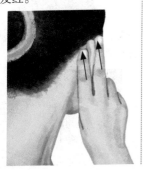

❷ 全耳背按摩法

将耳郭稍向前折，用示指对耳背进行按摩，先下后上，反复5～10次，至耳背发红、发热。

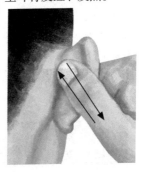

❸ 手摩耳轮法

手握空拳，以拇、示二指，沿耳轮上、下来回推摩 10 次，直至耳轮充血发热。

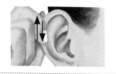

❹ 耳穴按摩法

（1）示指捏揉内耳 0.5 ~ 1 分钟。

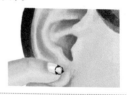

（2）推外耳 0.5 ~ 1 分钟。

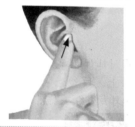

（3）示指点按肾反射区 0.5 ~ 1 分钟。

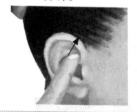

（4）点按三焦反射区 0.5 ~ 1 分钟。

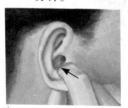

（5）掐按枕部反射区 0.5 ~ 1 分钟。

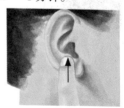

随症加减

风热侵袭

① 点按神门穴 0.5 ~ 1 分钟。

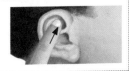

② 掐按耳尖 0.5 ~ 1 分钟。

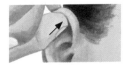

③ 按压肾上腺反射区 0.5 ~ 1 分钟。

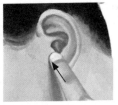

痰火上扰，壅结耳窍
掐按脾反射区 0.5 ~ 1 分钟。

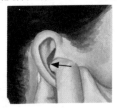

肝火上炎，上扰清窍
搓摩耳背肝反射区 0.5 ~ 1 分钟。

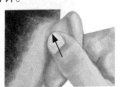

肾精不足，髓海空虚
点掐内生殖器反射区 0.5 ~ 1 分钟。

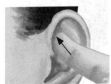

失眠症

【常用反射区】

● 交感　● 心　● 肝　● 胃　● 肾　● 皮质下　● 枕
● 耳尖　● 脾　● 耳背心

按摩方法

① 按压神门穴 30 ~ 50 次。

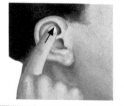

② 示指按压交感反射区 30 ~ 50 次。

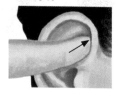

③ 揉按枕反射区 50 次。

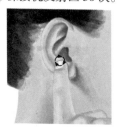

④ 揉按心反射区 50 次。

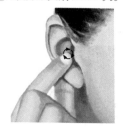

⑤ 按皮质下反射区6~8次。

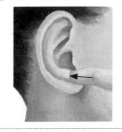

⑥ 推按肾反射区 20 次。

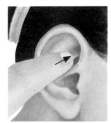

⑦ 揉压胃反射区 30 秒。

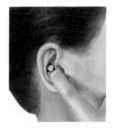

⑧ 揉压肝反射区 30 秒。

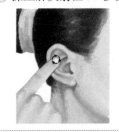

⑨ 按压耳背心反射区15次。

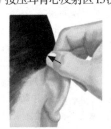

⑩ 揉脾反射区 1 分钟。

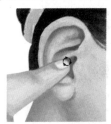

⑪ 示指推耳后 10 ~ 15 次。

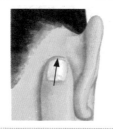

⑫ 捏耳轮点 2 分钟。

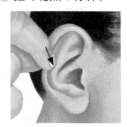

⑬ 掐耳尖 6 ~ 8 次。

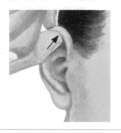

⑭ 揉耳垂 1 分钟。

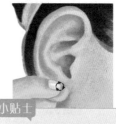

⑮ 搓摩耳郭 5 ~ 8 分钟。

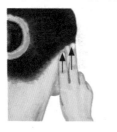

小贴士

治疗因神经官能症引起的失眠，可备灵芝 25 克，白酒 500 毫升。灵芝用水洗净，放进白酒瓶内，盖封严；一周后酒逐渐变成红颜色，即可饮用，每晚吃饭时或睡觉前酌量饮用，最多不要超过 20 毫升。

近视

【常用反射区】

●目1 ●目2 ●眼 ●皮质下 ●枕 ●交感 ●肝
●心 ●肺

按摩方法

① 以一手拇指指甲推目1
反射区30秒。

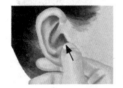

② 以一手拇指指甲推目2
反射区30秒。

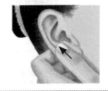

③ 以一手示指指甲推皮
质下反射区30秒。

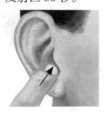

④ 以一手拇指和示指相对
用力，捏揉眼反射区30秒。

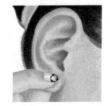

⑤ 以一手拇指和示指相对用力，捏揉肝反射区30秒。

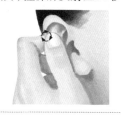

⑥ 以一手拇指和示指相对用力，捏揉交感反射区30秒。

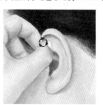

⑦ 以一手拇指和示指相对用力，捏揉枕反射区30秒。

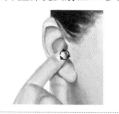

⑧ 以示指指甲点掐心反射区30秒。

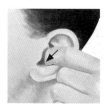

⑨ 以示指指甲点掐肺反射区30秒。

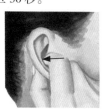

⑩ 以示指指甲点掐神门穴30秒。

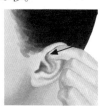

遗精 ✚

【常用反射区】

● 精宫 ● 内分泌穴 ● 肝穴 ● 胃穴 ● 十二指肠
● 肾穴 ● 小肠

按摩方法 ✍

① 用示指掐法在精宫反
射区治疗 2 分钟左右。

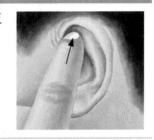

② 用示指掐法掐内分泌
穴、神门穴、肝穴、胃穴、
十二指肠反射区、肾穴、
小肠反射区等处各 2 分钟
左右。

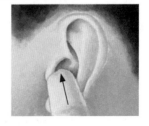

阳痿 ➕

【常用反射区】

●精宫　●外生殖器　●交感　●睾丸

按摩方法

❶ 用拇指点法或掐法在精宫反射区治疗2分钟左右。

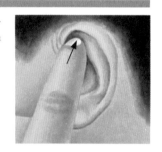

❷ 用示指掐法掐外生殖器、睾丸、交感反射区各2分钟左右。

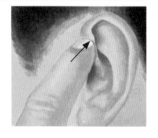

前列腺疾病

【常用反射区】

●尿道 ●耳尖 ●内生殖器 ●肾上腺 ●皮质下 ●内分泌 ●肾 ●膀胱 ●艇角（又名前列腺） ●三焦 ●脾 ●胃 ●交感 ●枕

按摩方法

① 示指按压尿道反射区1～2分钟。

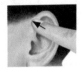

② 捏揉耳尖1～2分钟。

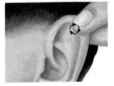

③ 示指点掐耳神门穴1～2分钟。

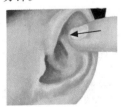

④ 点掐内生殖器反射区1～2分钟。

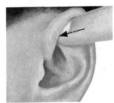

⑤ 捏揉肾上腺反射区 1 ~ 2 分钟。

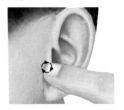

⑥ 捏揉皮质下反射区 1 ~ 2 分钟。

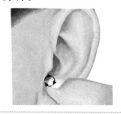

⑦ 点掐内分泌反射区 1 ~ 2 分钟。

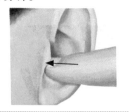

⑧ 点掐三焦反射区 1 ~ 2 分钟。

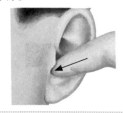

⑨ 示指点揉肾反射区 1 ~ 2 分钟。

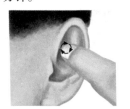

⑩ 示指点揉膀胱反射区 1 ~ 2 分钟。

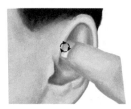

⑪ 示指点掐艇角反射区
1 ~ 2 分钟。

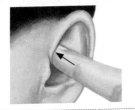

⑫ 搓摩耳郭 3 分钟。

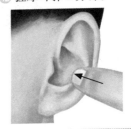

⑬ 急性前列腺炎加按揉
脾反射区 1 分钟。

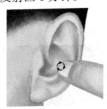

⑭ 按揉枕反射区 1 分钟。

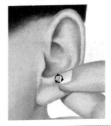

⑮ 慢性前列腺炎加按胃
反射区 10 次。

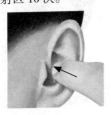

⑯ 按皮质下反射区 10 次。

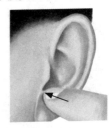

痛经

【常用反射区】

●腹 ●内生殖器 ●肾 ●肾上腺 ●脾 ●肝 ●内分泌 ●胰胆 ●皮质下 ●耳迷根 ●耳背肾 ●耳背肝 ●耳背脾

按摩方法

① 搓摩耳郭 5 ~ 10 次。

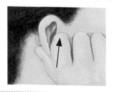

② 捏揉内生殖器反射区 5 ~ 10 次。

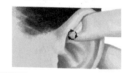

③ 捏揉神门穴 5 ~ 10 次。

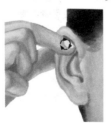

④ 按压肾反射区 5 ~ 10 次。

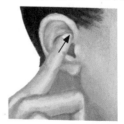

⑤ 以指甲推腹反射区 5 ~ 10 次。

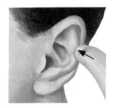

⑥ 示指指甲推胰胆反射区 5 ~ 10 次。

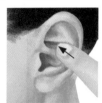

⑦ 示指按揉肝反射区 5 ~ 10 次。

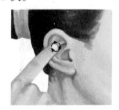

⑧ 示指点压皮质下反射区 5 ~ 10 次。

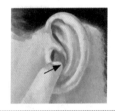

⑨ 示指点压肾上腺反射区 5 ~ 10 次。

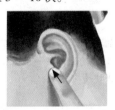

⑩ 以王不留行子压丸法或拇指、示指按揉内分泌反射区 5 ~ 10 次。

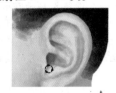

⓫ 以王不留行子压丸法定点按压耳迷根反射区5～10次。

⓬ 拇指平推耳背肾反射区5～10次。

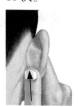

⓭ 拇指平推耳背脾反射区5～10次。

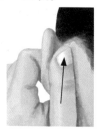

⓮ 拇指平推耳背肝反射区5～10次。

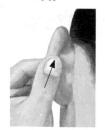

小贴士

乳香、没药各15克混合碾为细末，于经前取药5克，调黄酒制成如五分硬币稍厚大的药饼，贴在患者脐孔上，外用胶布固定。每天换药1次，连用3～5天。主治妇女痛经。月经前后和来潮时痛均可治。

美容美体

【常用反射区】

● 交感　● 眼　● 肾　● 皮质下　● 脾　● 面颊　● 胃
● 内分泌　● 肾上腺　● 腹　● 三焦

按摩方法

① 按压神门穴 30 ~ 50次。

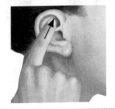

② 点掐肾上腺反射区30秒。

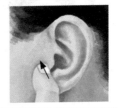

③ 指按皮质下反射区 6 ~ 8次。

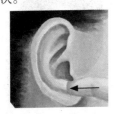

④ 推按内分泌反射区 20 ~ 30次。

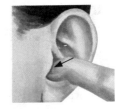

207

⑤ 推按肾反射区 20 次。

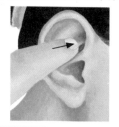

⑥ 示指点按三焦反射区 6 ~ 8 次。

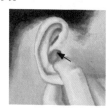

⑦ 揉脾反射区 1 分钟。

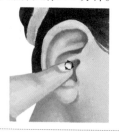

⑧ 揉按眼反射区 50 次。

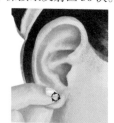

⑨ 按压交感反射区 30 ~ 50 次。

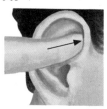

⑩ 揉压胃反射区 30 秒。

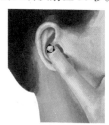

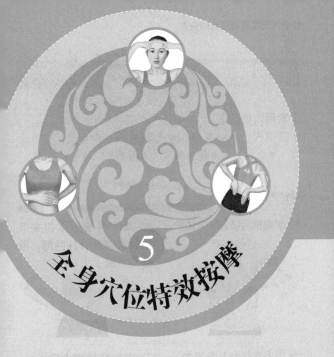

5

全身穴位特效按摩

　　穴位是人体脏腑经络之气输注于体表的特殊部位，穴位按摩就是以中医理论为基础，根据中医经络学说，运用按摩手法或者借助一定的按摩工具在人体特定穴位施以刺激，起到疏经通络、活血化瘀、调整营卫气血、协调阴阳的作用，从而达到防病治病、强身健体的目的。穴位按摩广泛运用于常见病的治疗，并且简单易学，易于被普通患者接受和掌握。

糖尿病 🧰

【常用穴位区】

●膻中穴 ●中脘穴 ●气海穴 ●肺俞穴 ●胃俞穴 ●命门穴 ●足三里穴 ●内关穴 ●三阴交穴

按摩方法 ✍

① 掌根推后腰部5～10次。

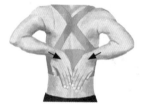

② 双手握拳用掌指关节拨揉腰椎部脊柱两侧，酸痛部多施手法。

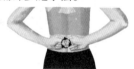

③ 用手掌揉摩上腹部20～30次。

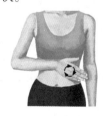

④ 中指按揉膻中穴50～100次。

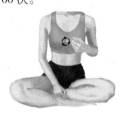

⑤ 示中指按揉中脘穴 50 ~ 100 次。

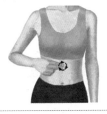

⑥ 示中指按揉气海穴 50 ~ 100 次。

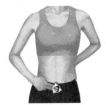

⑦ 示中指按揉关元穴 50 ~ 100 次。

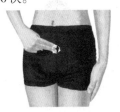

⑧ 掌摩中脘穴顺逆各 30 次。

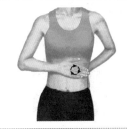

⑨ 掌摩神阙穴顺逆各 30 次。

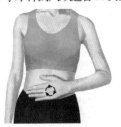

⑩ 示、中指按揉肺俞穴 2 ~ 3 分钟。

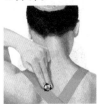

⑪ 双拇指按揉胰俞穴 2～3 分钟。

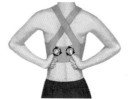

⑫ 双手按揉肝俞穴 2～3 分钟。

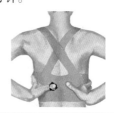

⑬ 双手按揉脾俞穴 2～3 分钟。

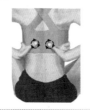

⑭ 双手按揉胃俞穴 2～3 分钟。

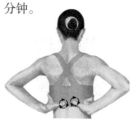

⑮ 双手按揉肾俞穴 2～3 分钟。

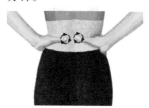

⑯ 拇指按揉命门穴 2～3 分钟。

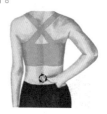

⑰ 捶击肾区 30 次。

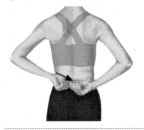

⑱ 掌根摩擦腰眼 30 次。

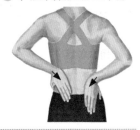

⑲ 拇指按揉手三里穴 2 ~ 3 分钟。

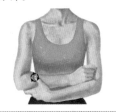

⑳ 拇指按揉内关穴 2 ~ 3 分钟。

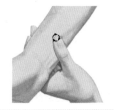

㉑ 拇指按揉足三里穴 2 ~ 3 分钟。

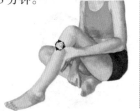

㉒ 拇指按揉三阴交穴 2 ~ 3 分钟。

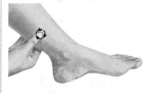

高血压病

【常用穴位区】

● 神庭穴　● 太阳穴　● 风池穴　● 曲池穴　● 内关穴　● 合谷穴　● 足三里穴　● 三阴交穴　● 涌泉穴

按摩方法

① 两手示指并拢，自神庭推摩至哑门穴 15 ~ 20 次。

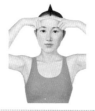

② 拇指分抹前额 10 ~ 15 次。

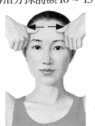

③ 两示指自眉头至眉梢分抹眉毛 6 ~ 9 次。

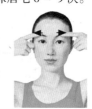

❹ 按揉太阳穴 1 分钟。

❺ 按揉风池穴 1 分钟。

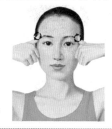

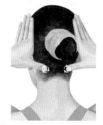

❻ 两手五指分开，交替推胸部两侧各 10 ~ 15 次。

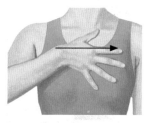

❼ 两手握拳放在腰骶部，用拳背沿腰椎骨两侧上推摩和叩击 1 ~ 2 分钟。

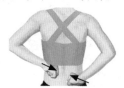

❽ 两手握拳放在腰骶部，用拳背沿腰椎骨两侧下推摩和叩击 1 ~ 2 分钟。

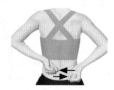

⑨ 两拇指左右交替推桥弓穴 10 ~ 15 次。

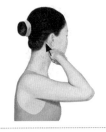

⑩ 用拇指点揉肩井穴 1 ~ 2 分钟。

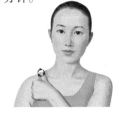

⑪ 用拇指点揉曲池穴 1 ~ 2 分钟。

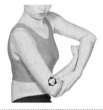

⑫ 用拇指点揉内关穴 3 ~ 5 分钟。

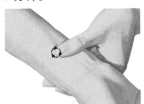

⑬ 用拇指点揉合谷穴 3 ~ 5 分钟。

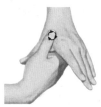

⑭ 用拇指按足三里穴 2 ~ 3 分钟。

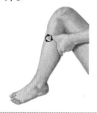

⑮ 用拇指按三阴交穴 2 ~ 3 分钟。

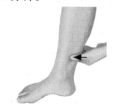

⑯ 用拇指按涌泉穴 3 ~ 5 分钟。

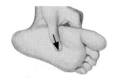

⑰ 搓掌 20 ~ 30 次。

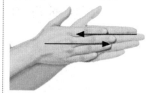

小贴士

内病外治降血压二法：

1. 香蕉皮水泡脚法：初期高血压患者，若发现血压升高时，可取香蕉皮 3 个，煮水泡脚 20 ~ 30 分钟，水凉再加热水，连续 3 天，血压可降至正常。

2. 芥末水泡脚法：将芥末面 250 克平分成两份，每次取一份放在洗脚盆里，加半盆水搅匀煮开；稍放一会儿，免得烫伤脚。用芥末水洗脚，每天早晚 1 次，一般 3 天后见效，再用药物巩固一段时间，效果更好。

高脂血症 🩹

【常用穴位区】

● 上脘穴 ● 中脘穴 ● 膻中穴 ● 关元穴 ● 天枢穴 ● 气海穴 ● 血海穴 ● 足三里穴 ● 三阴交穴

按摩方法 👐

① 掌摩全腹，顺逆时针各 36 次。

② 按揉上脘穴 1.5～2 分钟。

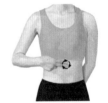

③ 按揉中脘穴 1.5～2 分钟。

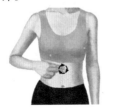

④ 按揉建里穴 1.5～2 分钟。

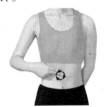

⑤ 按揉膻中穴2～5分钟。

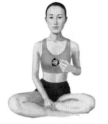

⑥ 按揉关元穴15～2分钟。

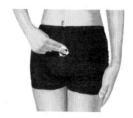

⑦ 双手分别按揉天枢穴1.5～2分钟。

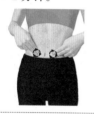

⑧ 以拇指按揉气海穴2～5分钟。

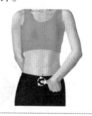

⑨ 以拇指按揉血海穴2～5分钟。

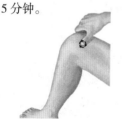

⑩ 拇指点按足三里穴1.5～2分钟。

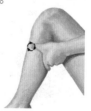

⑪ 拇指按揉三阴交穴1.5 ~ 3 分钟。

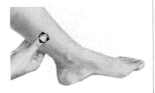

⑫ 以拇指点揉内关穴3 ~ 5 分钟。

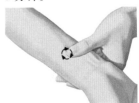

⑬ 以拇指点揉外关穴3 ~ 5 分钟。

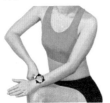

⑭ 中指点按肺俞穴1.5 ~ 2 分钟。

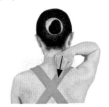

⑮ 以拇指点按心俞穴2 ~ 3 分钟。

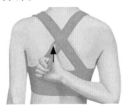

⑯ 拇指点揉膈俞穴1.5 ~ 2 分钟。

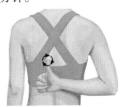

伴有高血压症状者配以下穴位：

① 双手中指按揉太阳穴 1 分钟。

② 示、中指按揉百会穴 1 分钟。

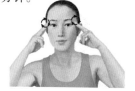

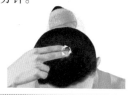

③ 双手拇指按揉风池穴 1 分钟。

④ 双手拇指交替推双侧桥弓穴 10 ～ 15 次。

伴有心悸者配以下穴位：

① 拇指点按印堂穴 5 ～ 10 次。

② 推前额眉弓各5 ～ 10次。

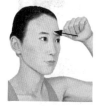
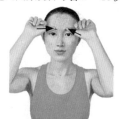

伴有失眠者配以下穴位：

① 一指禅推法从印堂向上
推至神庭穴往返 5 ~ 6 次。

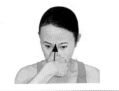

② 从印堂向两侧眉弓推
至太阳穴 5 ~ 6 次。

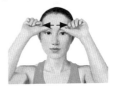

伴有失眠者配以下穴位：

① 从印堂向两侧眉弓推
至太阳穴 5 ~ 6 次。

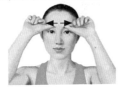

② 按揉攒竹穴 1 ~ 2 分钟。

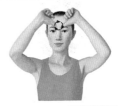

③ 按揉神庭穴 1 ~ 2 分钟。

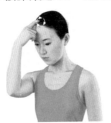

④ 按揉角孙穴 1 ~ 2 分钟。

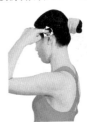

冠心病 ✚

【常用穴位区】

●百分穴 ●人中穴 ●四神聪穴 ●内关穴 ●劳宫穴 ●神门穴 ●手三里穴 ●气海穴 ●阳陵泉穴

按摩方法

① 用示、中两指分抹额头至头部两侧10～15次。

② 以中指按压百会穴1～2分钟。

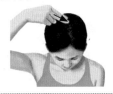

③ 示指按压人中穴各1～2分钟。

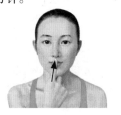

④ 用拇、示、中、无名指指甲掐四神聪穴4～6次。

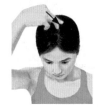

⑤ 两手交替指掐内关穴 30 ～ 50次。

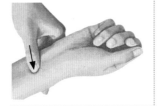

⑥ 按压劳宫穴 30 ～ 50次。

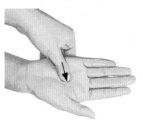

⑦ 两手交替指掐神门穴 30 ～ 50次。

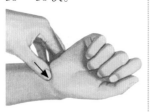

⑧ 示、中指点压通里穴 1 ～ 2分钟。

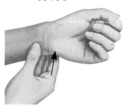

⑨ 拇指点压阴郄穴 1 ～ 2 分钟。

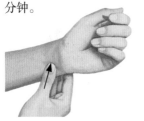

⑩ 两手交替指掐手三里 穴 30 ～ 50次。

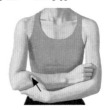

⑪ 示、中指点压膻中穴
30 ~ 50次。

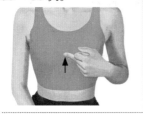

⑫ 示、中指点压气海穴
30 ~ 50次。

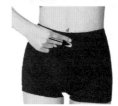

⑬ 示、中指点压关元穴
30 ~ 50次。

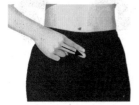

⑭ 用拇指按
揉足三里穴
80 ~ 100次。

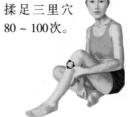

⑮ 用拇指按揉阳陵泉穴
80 ~ 100次。

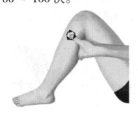

⑯ 用拇指按揉三阴交穴
80 ~ 100次。

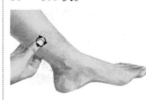

颈椎病

【常用穴位区】

●风池穴 ●大椎穴 ●风府穴 ●肩井穴 ●肩中俞穴 ●曲池穴 ●合谷穴 ●内关穴 ●手三里穴

按摩方法

❶ 坐位，以一手的示指、中指、无名指并拢，按揉颈项部，从风池穴按揉至大椎穴水平面止。反复操作5遍，然后换手按揉另一侧。

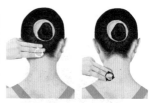

❷ 按揉颈后正中线，从风池穴至大椎穴高度。反复操作5遍，然后换手按揉另一侧。

❸ 坐位，以一手的拇指、示指和中指相对，分别置于两侧风池穴处，用拿法沿颈部肌肉自上拿提至颈根部止，反复操作3～5遍。

④ 坐位，以一手拇指轻轻点按风府穴 30 秒。

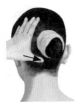

⑤ 轻轻点按风池穴 30 秒。

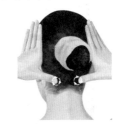

⑥ 轻轻点按肩井穴 30 秒。

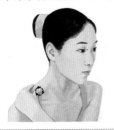

⑦ 轻轻点按肩中俞穴 30 秒。

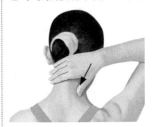

⑧ 做颈项部的前屈 20 次。

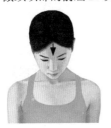

⑨ 做颈项部后伸动作 20 次。

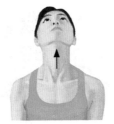

⑩ 做颈项部的左右侧弯动作 20 次。

⑪ 做颈项部的左右旋转动作 20 次。

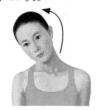
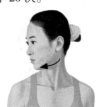

⑫ 有上肢部麻木、疼痛者，用拿法捏拿上肢部肌肉，自肩部开始至腕部止，反复操作 3 ~ 5 遍。

⑬ 然后按揉曲池穴 30 秒。

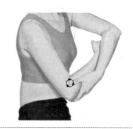

⑭ 按揉手三里穴 30 秒。

⑮ 按揉合谷穴 30 秒。

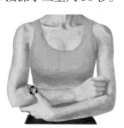
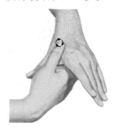

腰椎间盘突出症

【常用穴位区】
●百会穴 ●人中穴 ●曲池穴 ●大杼穴 ●风门穴 ●合阳穴 ●飞扬穴 ●承山穴 ●悬钟穴

按摩方法

① 坐位，示、中指按揉百会穴 30 秒。

② 示指点人中穴 30 秒。

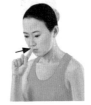

③ 坐位，拇指按压后溪穴 30 秒。

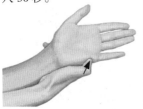

④ 拇指按压曲池穴 30 秒。

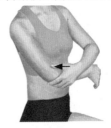

⑤ 拇指按大椎穴1分钟。

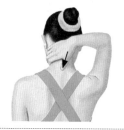

⑥ 中指按揉大杼穴1分钟。

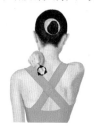

⑦ 中指按揉风门穴1分钟。

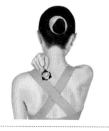

⑧ 坐位，拇指点按委中穴30秒。

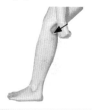

⑨ 拇指点按合阳穴30秒。

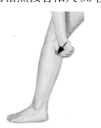

⑩ 拇指点按飞扬穴30秒。

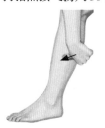

⑪ 按阳陵泉穴 8 ~ 10 次。

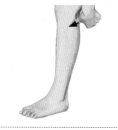

⑫ 揉承山穴 8 ~ 10 次。

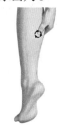

⑬ 按揉足三里穴 1 分钟。

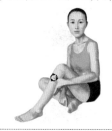

⑭ 点按悬钟穴 30 秒。

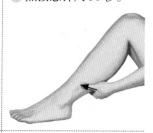

⑮ 点按昆仑穴 30 秒。

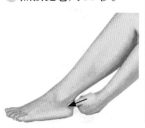

⑯ 揉太冲穴 30 秒。

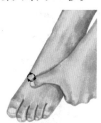

肩周炎 🏥

【常用穴位区】

●内关穴 ●合谷穴 ●曲池穴 ●命门穴 ●肾俞穴 ●阳陵泉穴 ●太溪穴

按摩方法

① 揉摩肩臂 2 ~ 3 分钟。

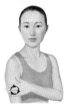

② 手掌擦颈肩 2 ~ 3 分钟。

③ 用空拳叩打肩背 1 ~ 2 分钟。

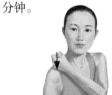

④ 拇指点按内关穴 1 ~ 2 次。

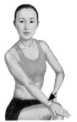

⑤ 拇指按揉合谷穴 1 ～ 2 分钟。

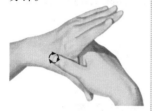

⑥ 拇指点按曲池穴 1 ～ 2 分钟。

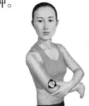

⑦ 掌根擦命门穴 20 ～ 30 次。

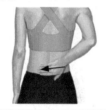

⑧ 掌擦肾俞穴 20 ～ 30 次。

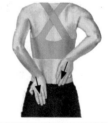

⑨ 拇指按揉阳陵泉穴 1 ～ 2 分钟。

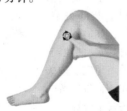

⑩ 拇指按揉太溪穴 1 ～ 2 分钟。

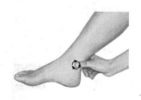

风湿病 ✚

【常用穴位区】

●中脘　●气海　●足三里穴　●委中穴　●昆仑

按摩方法 ✋

① 一指禅推中脘穴、气海穴、关元穴，每穴 2 ~ 3 分钟。

② 用手掌顺时针按摩腹部，约 5 分钟。

③ 用一侧手施拿法或捏法，捏拿患侧上肢，从肩部经肘部、腕部一直捏拿至手掌部。上下往返 3 ~ 5 遍。

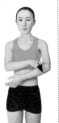

④ 上肢症状明显者，用一侧手的拇指指端按揉患侧上肢部关节附近的穴位，如肩髃穴、肩髎穴、曲池穴、手三里穴、内关穴、合谷穴等。每穴 1 分钟。

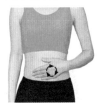

⑤ 用一侧手的拇指弹拨或按揉患侧上肢各关节部位附近的肌肉和韧带。

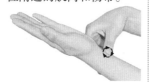

⑥ 一手握空拳叩击患侧上肢肌肉。

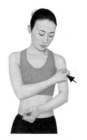

⑦ 用擦法擦患侧上肢各关节部位，以透热为度，或在病变关节处进行热敷。

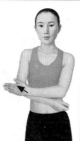

⑧ 用一侧手施滚法，沿患侧下肢，从腹股沟向大腿前侧及内侧、外侧，小腿外侧进行治疗。上下往返 3～5 遍，重点滚关节部位。

⑨ 用一侧手施拿法或捏法，捏拿患侧下肢，从腹股沟向大腿内侧、外侧，小腿外侧进行治疗。上下往返 3～5 遍。

⑩ 主动或被动地活动患侧下肢各关节，包括髋关节、膝关节、踝关节等。如内旋、外旋、屈伸等。

更年期综合征

【常用穴位区】

●百会穴 ●四神聪穴 ●风池穴 ●膻中穴 ●神阙穴 ●肩中俞穴 ●曲池穴 ●合谷穴 ●劳宫穴

按摩方法

① 拇指按百会穴1分钟。

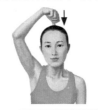

② 四指掐四神聪穴1分钟。

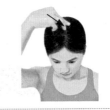

③ 双示指按揉太阳穴1分钟。

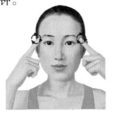

④ 双拇指按揉风池穴1分钟。

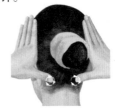

⑤ 示、中指摩膻中穴 2
分钟。

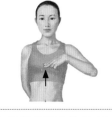

⑥ 手掌摩神阙穴 2 分钟。

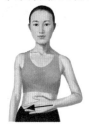

⑦ 拇指点按曲池穴 15 ~
20 次。

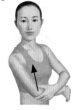

⑧ 拇指点按手三里穴 15 ~
20 次。

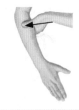

⑨ 拇指点按合谷穴 15 ~
20 次。

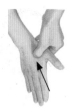

⑩ 拇指按揉劳宫穴 1 分钟。

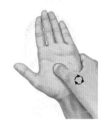

肥胖症 🏥

【常用穴位区】

● 攒竹穴　● 承浆穴　● 四白穴　● 迎香穴　● 颊车穴　● 风池穴　● 上脘穴　● 天宗穴　● 环跳穴

按摩方法

① 面部

（1）拇指点按攒竹穴 30 秒钟。

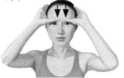

（2）示指点按瞳子髎穴 30 秒钟。

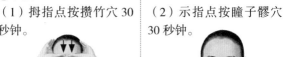

（3）示指点按承泣穴 30 秒钟。

（4）示指点按四白穴 30 秒钟。

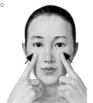

（5）示指点揉迎香穴 30
秒钟。

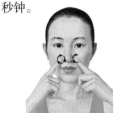

（6）示、中指按揉颊车
穴 30 秒钟。

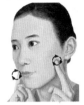

② 颈肩部

（1）以一手拇指与示、
中、无名指对置于风池穴，
用四指拿法，拿定项部肌
肉，沿项肌自上而下提拿
至肩井，两手交替操作
10～15次。

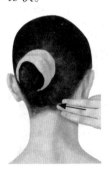

（2）用两手拇指按于风
府穴处，用拇指直推法或
指揉法，从内向外经风池
穴推揉至耳后翳风穴，反
复操作 10～15 次。

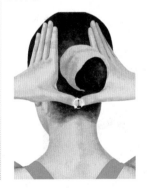

③ 胸腹部

（1）以示、中指点按上
脘穴 30 秒。

（2）以示、中指按揉中
脘穴 30 秒。

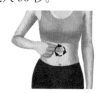

④ 腰背部

（1）三指点天宗穴 1 分
钟。力量由轻到重。

（2）三指点秉风穴 1 分
钟。力量由轻到重。

（3）掌指关节或拇指点
按肝俞穴 1 分钟。力量由
轻到重。

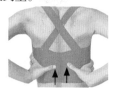

（4）掌指关节或拇指点
按胃俞穴 1 分钟。力量由
轻到重。

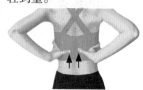

❺ 臀部

（1）以掌揉法或掌根揉法按揉两侧秩边穴、环跳穴做顺时针或逆时针揉按 20 ~ 30 次。

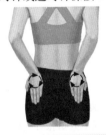
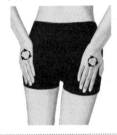

（2）用五指拿法捏拿起两侧臀肌，用力可稍重，捏起时可行捻按，再慢慢放下，一提一按，反复操作 20 ~ 30 次。

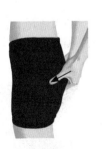

（3）以掌根置于髂前上棘处，用掌根直推法由上向下沿臀部向大腿外后侧做弹拨、推擦，由轻到重，使局部有酸胀感 10 ~ 15 次。

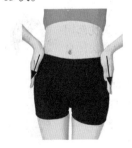

咳喘病

【常用穴位区】

●风池穴 ●肩井穴 ●太阳穴 ●百会穴 ●云门穴 ●天突穴

按摩方法

① 以一手拇指推一侧胸锁乳突肌（桥弓），自上而下 20 ~ 30 次。然后再推胸锁乳突肌另一侧 20 ~ 30 次。

② 双手五指张开，以五指指腹自侧头部前上方向后下方用抹法操作 10 ~ 15 次。

③ 从头顶部至后头枕部用五指拿法，自后头枕部至项部转为三指拿法，重复 3 ~ 4 遍。

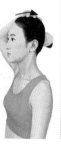

④ 反手拿风池穴，并以手指点按风池穴 1 ~ 3 分钟。

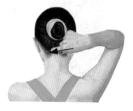

⑤ 反手拿肩井穴，并以手指点按肩井穴 1～3 分钟。

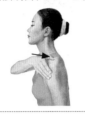

⑥ 坐位，以双手拇指、示指或中指螺纹面着力于太阳穴处，做上下、前后、环转等揉动。
时间 1～3 分钟。

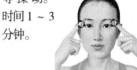

⑦ 坐位，以一手拇指指腹着力于头顶百会穴处，持续用力点压 1～3 分钟。

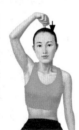

⑧ 以一手拇指、示指或中指指端按揉中府穴、云门穴 3 分钟。

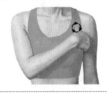

⑨ 坐位，以示指或中指指端置于天突穴处，先按揉 2～3 分钟，然后再持续勾点天突穴 1 分钟。

⑩ 坐位或仰卧位，以拇指和示指、中指、无名指和小指捏揉两侧胸大肌，反复操作 3～5 分钟。

鼻炎

【常用穴位区】

●迎香穴　●曲差穴　●风池穴　●大椎穴　●合谷穴　●列缺穴

按摩方法

① 搓掌温鼻。

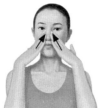

② 两指由鼻两侧起推抹至太阳穴 20 次。

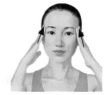

③ 示指按揉迎香穴 1 分钟。

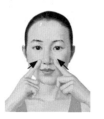

④ 示指按揉曲差穴 1 分钟。

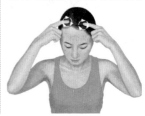

⑤ 用一手拇、示指指腹沿鼻上的山根穴向下至迎香穴往返施推抹法 10 ~ 15 次。

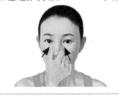

⑥ 拇指点按风池穴 1 分钟。

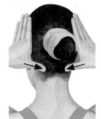

⑦ 拇指点按大椎穴 1 分钟。

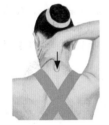

⑧ 双手掌擦背腰部，以透热为度。

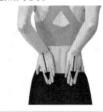

⑨ 一指禅推合谷穴 1 分钟。

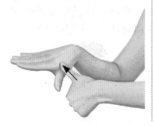

⑩ 一指禅推列缺穴 1 分钟。

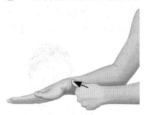

咽喉炎

【常用穴位区】

●太阳穴　●哑门穴　●天突穴　●曲池穴　●合谷穴　●三阴交穴　●照海穴

按摩方法

❶ 叩齿法：上下牙齿轻叩 36 次，其力从小到大，以轻轻做响为度。

❷ 患者取坐位，用双手拇指或示、中指指腹按揉双侧太阳穴，约 2 分钟。

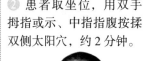

❸ 患者取坐位，用一手大拇指指腹自印堂穴推抹至神庭穴止，反复操作约 2 分钟。

❹ 患者取坐位，用一手大拇指指腹轻轻按揉两侧扁桃体穴，约 2 分钟。

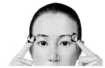

⑤ 患者取坐位，用一手大拇指指腹以点法点哑门穴，约2分钟。

⑥ 患者取坐位，用一手示指指腹勾点天突穴，约1分钟。

⑦ 用一手拇指指端按揉双侧曲池穴，约1分钟。

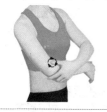

⑧ 用一手拇指指端按揉双侧合谷穴，约1分钟。

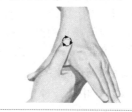

⑨ 用一手拇指指端按揉双侧三阴交穴，约1分钟。

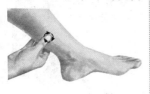

⑩ 用一手拇指指端按揉双侧照海穴，约1分钟。

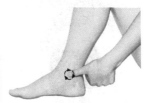

胃肠炎 ✚

【常用穴位区】
●足三里穴　●中脘穴　●合谷穴　●建里穴　●胃俞穴　●天枢穴　●气海穴　●章门穴　●天突穴

按摩方法

胃肠炎临床分类很细，有胃炎肠炎之分、有急性慢性之分，因同属于消化系统，治疗时归为两大类，即急性胃肠炎和慢性胃肠炎，同时调理胃肠。除统一按摩套路外，根据伴随症状进行加减。

慢性胃肠炎的治疗

① 示、中指按揉中脘穴2～3分钟。

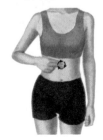

② 拇指点揉足三里穴，至酸麻胀感并向脚趾放射为止，2～3分钟。

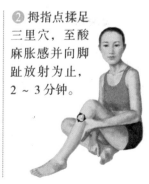

慢性胃肠炎的辨证加减

以胃脘痛为主症的慢性胃肠炎

❶ 加拇示指点掐合谷穴，至酸麻胀感 2～3 分钟。

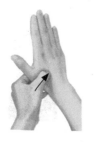

❷ 示、中指点揉建里穴 1 分钟。

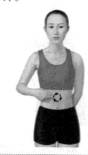

以吐酸为主症的慢性胃肠炎

❶ 加小鱼际擦伏兔穴，以温热为度。

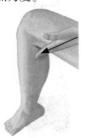

❷ 双拇指点揉胃俞穴 10～15 次。

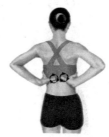

以食滞为主症的慢性胃肠炎

① 加双掌叠按置于神阙穴，按揉 2 ~ 3 分钟。

② 掌根推两侧天枢穴，逐渐向下推至腹部。

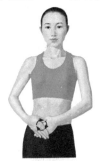 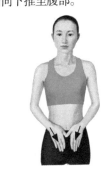

以嗳气、腹胀为主症的慢性胃肠炎

① 拇指揉按气海穴 2 ~ 3 分钟。

② 双拇指按揉章门穴 2 ~ 3 分钟。

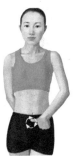 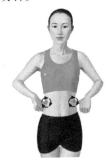

以呃逆为主症的慢性胃肠炎

❶ 加示指按压天突穴 1 分钟。

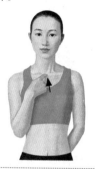

❷ 示指按压翳风穴 1 分钟。

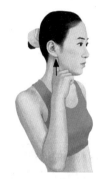

以腹泻为主症的慢性胃肠炎

❶ 加掌摩关元穴，以透热为度。

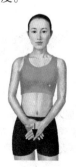

❷ 示、中指按压天枢穴 1 分钟。

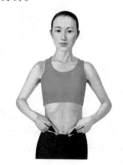

以便秘为主症的慢性胃肠炎

❶ 拇指点按支沟穴1分钟。

❷ 拇指点按照海穴1分钟。

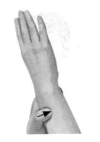 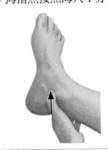

急性胃肠炎的治疗

以止痛为主，待疼痛缓解后，再按慢性胃肠炎方法治疗。

❶ 拇指点揉梁丘穴1分钟。

❷ 推小腿外侧胃经2～3分钟。

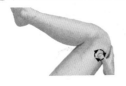 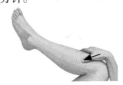

小贴士

莲子粥辅治慢性胃炎：

莲子50克用开水泡胀，削皮去心，倒入锅内，加水，煮半小时。再将糯米50克洗净倒入锅内，加水煮10分钟后倒入莲子肉及汤，加糖，改用小火炖半小时即可。

便秘 ➕

【常用穴位区】
●中脘穴　●天枢穴　●足三里穴　●支沟穴　●膻中穴　●中府穴　●章门穴　●

按摩方法 📖

① 基本手法（无论哪个证型均做）

（1）用指摩法施于中脘穴、天枢穴，每穴约2分钟。

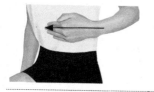
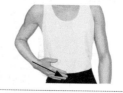

（2）用掌摩法顺时针方向摩整个腹部6分钟左右。

（3）用掌平推法横推腰部2分钟左右。

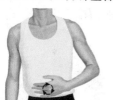
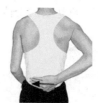

（4）用三指按揉法按揉脾俞穴、肾俞穴、大肠俞穴等穴各1分钟左右。

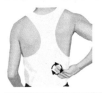

❷ 根据病情加减

（1）胃肠燥热证加

①用拇指按揉法按揉足三里穴、支沟穴、曲池穴各1分钟左右。

 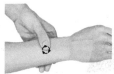

②用拇指平推法从足三里穴，开始向下推到下巨虚穴为止，反复操作2分钟左右。

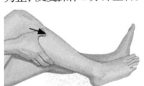

（2）气机郁滞证加

①用指摩法摩膻中穴1分钟左右。

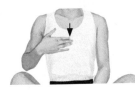

②用三指按揉法按揉中府穴、云门穴、期门穴、章门穴各 1 分钟左右。

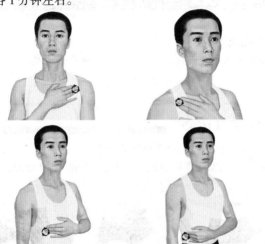

（3）气血亏损证加

①用掌擦法横擦脾俞穴、胃俞穴处，以透热为度。

②用拇指按法按足三里穴 2 分钟左右。

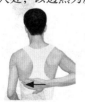

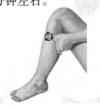

腹泻 ✚

【常用穴位区】

●中脘穴　●气海穴　●胃俞穴　●大肠俞穴　●足三里穴　●关元穴　●命门穴

按摩方法 ✋

❶ 基本手法（无论哪种类型均做）

（1）用指摩法摩中脘穴、气海穴、关元穴各2分钟左右。

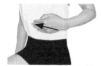

（2）用三指按揉法按揉脾俞穴、胃俞穴、大肠俞穴各2分钟左右。

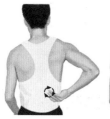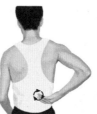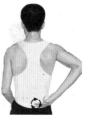

❷ 根据病情加减

（1）脾胃虚弱证加

①用掌按揉法按揉中脘穴、气海穴各2分钟左右。

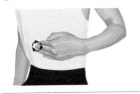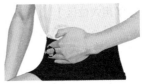

②用拇指弹拨法弹拨足三里穴2分钟左右。

③用掌按法按大腿内侧肌肉2分钟左右。

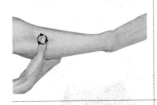

（2）脾肾阳虚证加

①用掌按揉法按揉关元穴5分钟左右。

②用掌擦法横擦腰部肾俞穴、命门穴各1分钟左右。

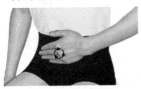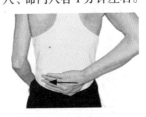

胃痛 ✚

【常用穴位区】

● 天枢穴　● 中脘穴　● 气海穴　● 胃俞穴　● 大肠俞　● 膻中穴

按摩方法 ✍

❶ 基本手法（无论哪种类型均做）

（1）用掌摩法在胃部治疗，使热量渗透于胃部，时间约 5 分钟。

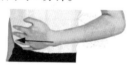

（2）用三指按揉法按揉天枢穴 2 分钟左右。

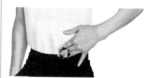

（3）用三指按揉法按揉中脘穴、气海穴，每穴 2 分钟左右。

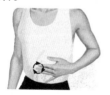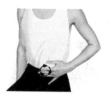

② 根据病情加减

（1）寒邪犯胃证加
①用较重的拇指端点法在脾俞穴、胃俞穴处治疗，每穴时间约1分钟。

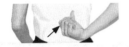

②用掌摩法横摩上腹部3分钟左右。

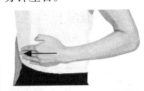

（2）饮食积滞证加
①用三指按揉法按揉大肠俞穴3分钟左右。

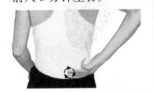

②用三指按揉法按揉八髎穴3分钟左右。

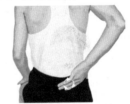

（3）肝气犯胃证加
用指摩法在膻中穴治疗3分钟左右。

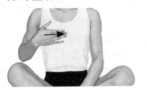

（4）脾胃虚寒证加
用掌按揉法按揉中脘穴2分钟左右。

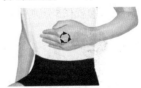

颈背痛

【常用穴位区】

●风池穴　　●风府穴　　●大椎穴　　●肩井穴

按摩方法

① 用拇指按揉法按揉颈椎棘突两侧肌肉 3 分钟左右，揉颈部正中线 2 分钟左右。

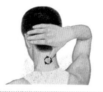

② 用三指按揉法在颈项部及上背部治疗 6 分钟左右。

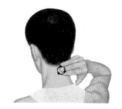

③ 用拿法拿颈椎棘突两侧的肌肉，自上向下移动，从风池穴的高度到大椎穴水平，反复操作 5 分钟左右。

小贴士

"旱地划船"缓解颈背痛：直立，由髋处上体前倾，弯腰挺胸，抬头向前看，双手前举（如抓住双桨）。双手从前往后做运动（如拉船桨动作）。

腰痛 🚑

【常用穴位区】

●三焦俞穴 ●肾俞穴 ●大肠俞穴 ●腰痛穴 ●委中穴

按摩方法 ✋

① 用掌摩法横摩整个腰部 5 分钟左右。

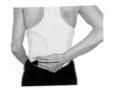

② 用掌按揉法按揉腰部疼痛部位 5 分钟左右。

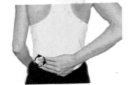

③ 用拇指按法按腰痛穴 2 分钟左右。

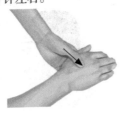

④ 用三指按揉法按揉委中穴 2 分钟左右。

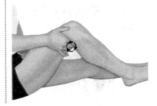

耳鸣耳聋

【常用穴位区】

●听会穴　●下关穴　●百会穴　●翳风穴　●风池穴　●中渚穴　●丰隆穴　●丘墟穴

按摩方法

① 擦耳周部 1 ~ 2 分钟。

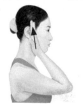

② 耳膜按摩术：用双手示指尖指压耳屏，或用掌心按住耳道口，一按一放，反复 40 次。

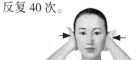

③ 按耳前三穴：拇、示、中指指腹按揉耳前听会穴、耳门穴、听宫穴 0.5 ~ 1 分钟。

④ 示、中指按压下关穴、上关穴 0.5 ~ 1 分钟。

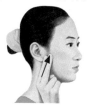

⑤ 示、中指按揉百会穴0.5～1分钟。

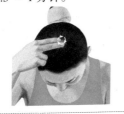

⑥ 按压翳风穴0.5～1分钟。

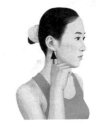

⑦ 点揉风池穴0.5～1分钟。

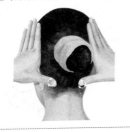

⑧ 拿颈项1～2分钟。

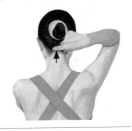

⑨ 按压中渚穴0.5~1分钟。

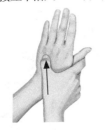

⑩ 以指腹自前额至枕后抹头侧部，反复10次。

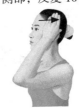

辨证加减

风热侵袭型

① 揉太阳穴 0.5 ~ 1 分钟。

② 按肩井穴 0.5 ~ 1 分钟。

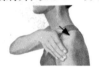

肝火上扰型

① 点太冲穴 0.5 ~ 1 分钟。

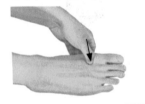

② 按压丘墟穴 0.5 ~ 1 分钟。

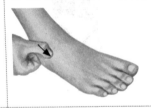

痰火郁结型

① 拇指按揉足三里穴 0.5 ~ 1 分钟。

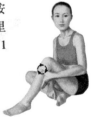

② 按揉丰隆穴 0.5 ~ 1 分钟。

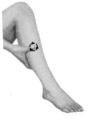

失眠症 ✚

【常用穴位区】

●太阳穴 ●风池穴 ●印堂穴 ●神门穴 ●中脘穴 ●内关穴 ●阳陵泉穴 ●三阴交穴

按摩方法 👍

❶ 用两手示、中指指腹由内向外抹前额30次。

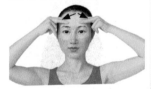

❷ 双眼微闭，用两手中指或无名指的指腹，分别附着在眼睑的内侧，然后自内向外分抹20~30次。

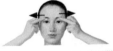

❸ 用两手拇指内侧面揉两侧太阳穴30秒。

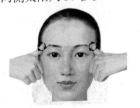

❹ 用两手四指内侧面自颞部两侧由前向后推揉30秒。

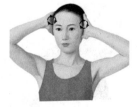

⑤ 用手掌根部拍打囟会
穴 10 ~ 15 次。

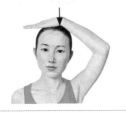

⑥ 用两手拇指指端按揉
两侧风池穴 30 秒。

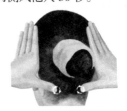

⑦ 以拇指指端按压印堂
穴 20 次。

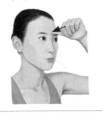

⑧ 用手掌大鱼际顺时针
按揉中脘穴 2 分钟。

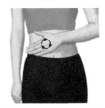

⑨ 以拇指指腹按压神门
穴 10 次。

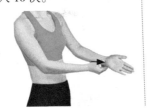

⑩ 拇指按压中脘穴 20 次。

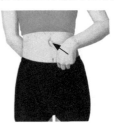

⑪ 拇指按压内关穴 20 次。

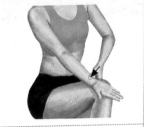

⑫ 用拇指按揉足三里穴 30 秒。

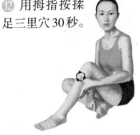

⑬ 拇指按揉三阴交 30 秒。

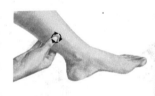

⑭ 拇指向下推阴陵泉穴 30 次。

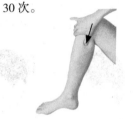

⑮ 推移至三阴交穴 30 次。

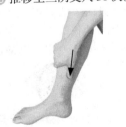

⑯ 用拇指向下推阳陵泉穴 30 次。

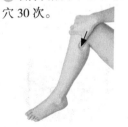

近视

【常用穴位区】

●阳白穴　●睛明穴　●四白穴　●丝竹空穴　●养老穴　●光明穴

按摩方法

❶ 以右手拇指从右侧太阳穴开始以推法经阳白穴、印堂穴、左侧阳白穴，缓慢推至左侧太阳穴止。

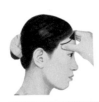 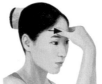 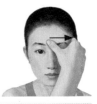

❷ 以右手或左手的拇指和示指指甲掐两侧的睛明穴 30 次，以酸胀为度。

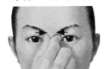

❸ 以两手的拇指指端对置于两侧攒竹穴，稍用力向下点按 30 次，以酸胀为度。

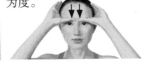

④ 以两手的拇指指端对置于两侧鱼腰穴，稍用力向下点按 30 次，以酸胀为度。

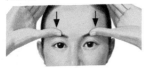

⑤ 以拇指指端按揉上肢部养老穴 30 次。

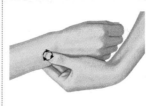

⑥ 以两手的示指或中指指腹螺纹面置于两侧四白穴、丝竹空穴，稍用力按揉 30 次，以酸胀为度。

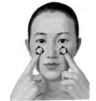
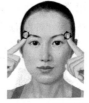

⑦ 以拇指指端按揉下肢部光明穴 30 次。

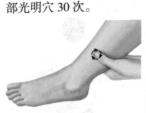

⑧ 以拇指指端按揉上肢部养老穴 30 次。

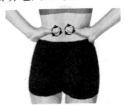

遗精 ✚

【常用穴位区】

●神阙穴 ●气海穴 ●肾俞穴 ●神门穴 ●膀胱俞穴 ●曲池穴 ●阴陵泉

按摩方法

❶ 基本手法（无论哪种类型均做）

（1）用掌按揉法在神阙穴处治疗5分钟左右。

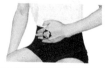

（2）用掌摩法摩小腹部5分钟左右。

（3）用三指按揉法按揉气海穴2分钟左右。

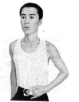

（4）用三指按揉法按揉肾俞穴2分钟左右。

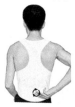

270

② 根据病情加减

（1）阴虚火旺证加

用拇指按揉法按揉内关穴、神门穴、曲池穴，每穴1
分钟左右。

  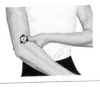

（2）湿热下注证加

①用三指按揉法按揉三焦俞穴、膀胱俞穴各2分钟左右。

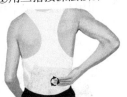 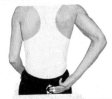

②用拇指按揉法按揉曲池穴、阴陵泉穴各1分钟左右。

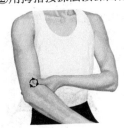 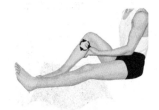

阳痿 ✚

【常用穴位区】

●神阙穴　●中极穴　●气海穴　●肾俞穴　●命门穴　●内关穴　●血海穴　●足三里穴

按摩方法 ✋

① 基本手法（无论哪种类型均做）

（1）用掌按揉法按揉神阙穴 5 分钟左右。

（2）用中指按法按中极穴 2 分钟左右。

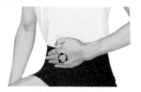
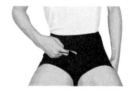

（3）用中指按法按气海穴、关元穴各 2 分钟左右。

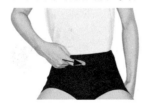
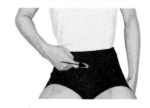

② 根据病情加减

（1）命门火衰证加

①用指摩法摩肾俞穴 2 分
钟左右。

②用指摩法摩命门穴 2 分
钟左右。

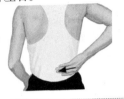

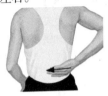

（2）心脾两虚证加

①用拇指按法或掐法在内
关穴处治疗 1 分钟左右。

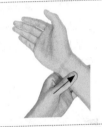

②用单指叩点法或五指叩点法在血海穴、足三里穴处
各治疗 1 分钟左右。

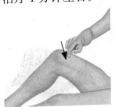

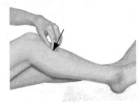

早泄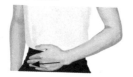

【常用穴位区】

●气海穴 ●关元穴 ●中极穴 ●脾俞穴 ●肾俞穴
●命门穴 ●腰阳关穴 ●八髎穴 ●内关穴 ●曲池穴 ●神门穴 ●涌泉穴 ●足三里穴

按摩方法

① 基本手法（无论哪种类型均做）

（1）用掌摩法摩小腹部 5 分钟左右。

（2）用三指按揉法按揉中极穴 2 分钟左右。

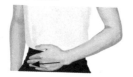
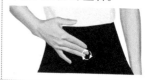

（3）用三指按揉法按揉气海穴、关元穴 2 分钟左右。

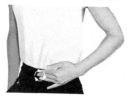
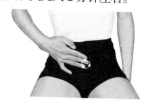

（4）用虚掌拍法轻拍八髎穴1分钟左右。

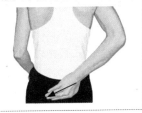

（5）用拇指按揉法按揉内关穴2分钟左右。

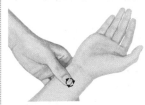

❷ 根据病情加减

（1）阴虚火旺证加

用拇指按揉法按揉曲池穴、神门穴，每穴2分钟左右。

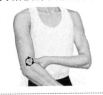

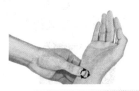

（2）阴阳两虚证加

①用拇指弹拨法弹拨足三里穴2分钟左右。

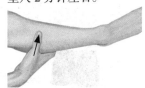

②用掌按揉法按揉肾俞穴2分钟左右。

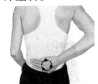

前列腺疾病

【常用穴位区】

●气海穴 ●三焦俞穴 ●阴陵泉穴 ●三阴交穴 ●太溪穴 ●涌泉穴 ●合谷穴 ●列缺穴

按摩方法

① 手掌揉摩小腹部3分钟。

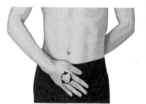

② 示、中指按揉气海穴50 ~ 60次。

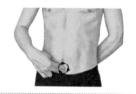

③ 双手握拳，用掌指关节揉拨腰椎部背柱两侧，上下20次，酸痛部多施手法。

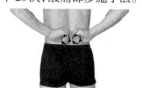

④ 双手示、中指按揉三焦俞穴2 ~ 3分钟。

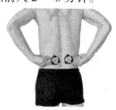

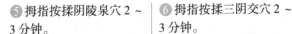

⑤ 拇指按揉阴陵泉穴 2 ~ 3 分钟。

⑥ 拇指按揉三阴交穴 2 ~ 3 分钟。

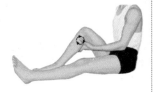

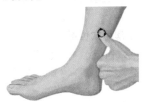

⑦ 拇指按揉太溪穴 2 ~ 3 分钟。

⑧ 小鱼际擦涌泉穴 2 ~ 3 分钟。

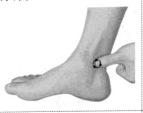

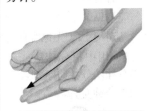

⑨ 急性前列腺炎，加拇指按合谷穴 30 次。

⑩ 前列腺增生，加示指推列缺穴 30 次。

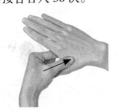

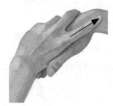

经前期综合征 ✚

【常用穴位区】

● 太阳穴　● 劳宫穴　● 肝俞穴　● 脾俞穴　● 胃俞穴
● 足三里穴　● 血海穴　● 太冲穴

按摩方法

　　首先要判断出你的经前期综合征属于哪种类型，然后根据类型选择适当的按摩方法治疗。

❶ 基本手法（无论哪种类型均做）

（1）用中指分抹法或三指分抹法分抹前额、眼眶，约 5 分钟左右。

（2）用中指按揉法按揉太阳穴 1 分钟左右。

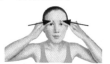

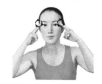

（3）用扫散法在侧头部交替治疗各 30 秒。

（4）用拿法拿头部 6～8 遍，此法又叫五指拿头。

278

（5）以掌摩法横摩两胁部，以局部微热为度。

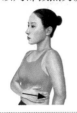

（6）用拇指按揉法按揉劳宫穴 2 分钟左右。

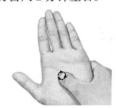

② 根据病情加减

（1）心血不足证加
用拇指按揉法按揉肝俞穴、脾俞穴、胃俞穴等穴，每穴各 2 分钟左右。

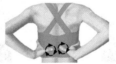

（2）肝郁火旺证加
①用五指叩点法或单指叩点法叩点血海穴 1 分钟左右。

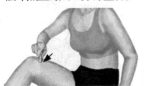

②用拇指端点法点按太冲穴 1 分钟左右，用力大小以穴位局部微有酸胀感为度。

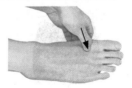

痛经 🏥

【常用穴位区】

●三焦俞穴　●肾俞穴　●气海俞穴　●八髎穴　●三阴交穴　●然谷穴　●涌泉穴

按摩方法 📖

① 取站立位，用双手掌根直擦两侧腰骶部 2 ~ 3 分钟。

② 屈拇指按揉三焦俞穴，以酸胀为度。

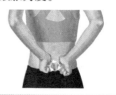

③ 拇指按揉肾俞穴，以酸胀为度。

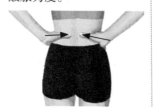

④ 屈拇指按揉气海俞穴，以酸胀为度。

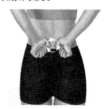

⑤ 掌根按揉八髎穴，以酸胀为度。

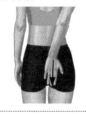

⑥ 双手多指捏拿腰骶部两侧，以酸胀舒适为佳。

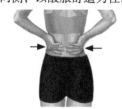

⑦ 一手掌根直推对侧下肢足三阴经 5 ~ 7 次。

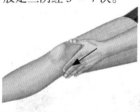

⑧ 取坐位，拇指按压三阴交穴 1 分钟，以酸胀为度。

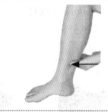

⑨ 取坐位，双手拇指按压然谷穴 1 分钟，以酸胀为度。

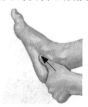

⑩ 小鱼际擦涌泉穴，以有热感向小腿部放散为宜。

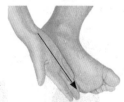

月经不调 ✚

【常用穴位区】

●气海穴　●中极穴　●太溪穴　●血海穴　●隐白穴　●足三里穴　●章门穴　●期门穴

按摩方法 ✍

❶ 基本手法（无论哪种类型均做）

（1）用按揉法按揉气海穴、关元穴、中极穴等穴，每穴 2 分钟左右。

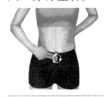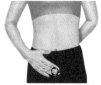

（2）用拇指按揉法按揉肝俞穴、脾俞穴、肾俞穴等穴，每穴 2 分钟左右。

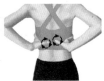

（3）用拇指按揉法按揉三阴交、太溪等穴，每穴约 1分钟，以被按摩局部酸胀为度。

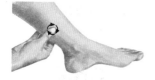 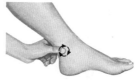

❷ 根据病情类型加减

（1）血热证加

①用按揉法按揉大肠俞穴2 分钟左右。

②用五指叩点法或单指叩点法叩点血海穴 1 分钟左右。

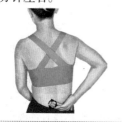 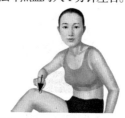

③用掐法掐隐白穴、大敦穴各 10 ~ 15 下。

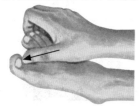 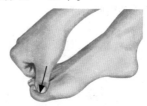

（2）血寒证加

①用手掌掌面按揉脐部3分钟左右。

②用掌擦法横擦肾俞穴、命门穴，以透热为度。

（3）气血虚证加

①用手掌掌面或手指按揉中脘穴、气海穴各3分钟左右。

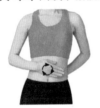

②用拇指弹拨法弹拨足三里穴约1分钟，以被按摩部位酸胀为度。

③用掌搓法搓背部脾胃处，以被按摩部位微热为度。

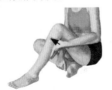

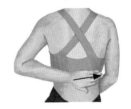

（4）肝郁证加
①用掌按揉法按揉章门穴、期门穴，每穴约1分钟，以被按摩部位酸胀为度。

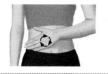

②用掌按揉法按揉期门穴约1分钟，以被按摩部位酸胀为度。

（5）肾虚证加
①用掌按揉法按揉关元穴3分钟左右。

②用拇指按揉法按揉涌泉穴约1分钟，以被按摩部位酸胀为度。

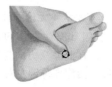

小贴士

治月经不调一方：生黄芪、鲜茅根各12克，淮山药10克，甘草6克，蜂蜜20克。将黄芪、鲜茅根煎十余沸，去渣成汁。甘草、山药研末，与前药汁同煎，并用筷子搅动，勿令药末沉锅底。调入蜂蜜，煮沸黄芪膏即成。分3次服下。本方有健脾益肾、补气养血之功效，可治脾、肾功能失调引起的月经不调、痛经等症。

闭经 🏥

【常用穴位区】

● 血海穴 ● 足三里穴 ● 三阴交穴 ● 关元穴 ● 肾俞穴 ● 云门穴 ● 太冲穴 ● 然谷穴 ● 隐白穴

按摩方法

首先要判断出你的闭经属于哪种类型，然后根据类型选择适当的自我按摩方法治疗。

① 基本手法（无论哪种类型均做）

（1）用掌摩法在小腹部治疗，在此摩法方向为逆时针，治疗 5 分钟左右。 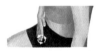	（2）用五指叩点法叩点血海穴 1 分钟左右。 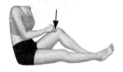
（3）用拇指弹拨法弹拨足三里穴 1 分钟左右。 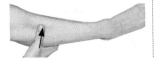	（4）拇指按揉三阴交穴 2 分钟左右。 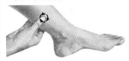

（5）用指按揉法按揉气海穴、关元穴、肝俞穴、脾俞穴、肾俞穴、志室穴等穴，各 2 分钟左右。

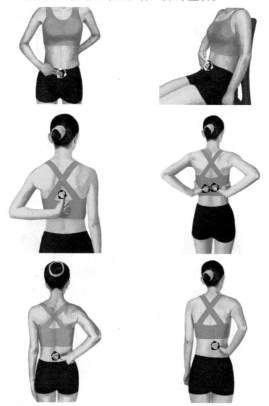

❷ 根据病情加减

（1）肝肾不足证、气血虚弱证加

①用按揉法按揉前胸的中府穴、云门穴各2分钟左右。

②用指按揉法横擦腰部的肾俞穴、命门穴，以透热为度。

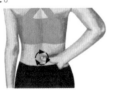

③用掌搓法斜搓小腹两侧，以局部微热为度。

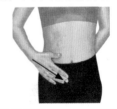

（2）肝气郁结证加

①拇指按揉法按揉行间穴2分钟左右，用力大小以穴位处感觉酸胀为度。

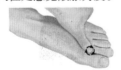

②用单指叩点法叩点太冲穴1分钟左右。

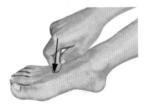

③用掌按揉法按揉章门穴、期门穴处各 2 分钟左右。

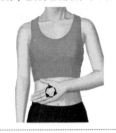
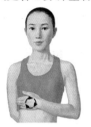

（3）寒凝血瘀证加

①用拇指端点法点按然谷穴、公孙穴等穴，每穴 2 分钟左右。

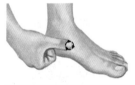

②用拇指端点法点按隐白穴 2 分钟左右。

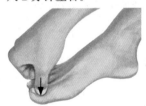

③用拿法拿大腿内侧肌肉 3 分钟左右。

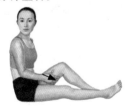

不孕症 ✚

【常用穴位区】

●气海穴　●关元穴　●中极穴　●子宫穴　●子户穴
●三阴交穴　●复溜穴　●血海穴　●肾俞穴　●命门
穴　●八髎穴　●太溪穴　●照海穴　●蠡沟穴　●太
冲穴

按摩方法 ✍

① 基本手法（无论哪种类型均做）

（1）用拇指按揉法按揉三阴交穴、复溜穴等穴各2分
钟左右。

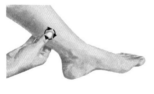 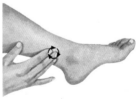

（2）用三指按揉法按揉气海穴、关元穴、中极穴、子宫穴、子户穴等穴，每穴2分钟左右。

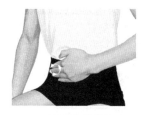
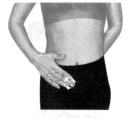
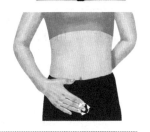

（3）用掌擦法横擦肾俞穴、命门穴，以透热为度。

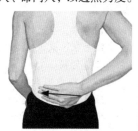

（4）用掌搓法搓八髎穴，以透热为度。

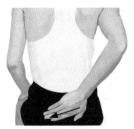

❷根据病情加减

（1）肾虚不孕症加
用三指按揉法按揉命门穴
1分钟左右。

（2）肝郁不孕症加
①用拇指点法点按蠡沟穴
2分钟左右。

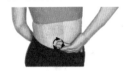
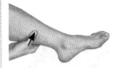

②单指叩点法叩点太冲穴
1分钟左右，用力大小以
穴位局部微有酸胀感为度。

③用掌摩法摩腹部5分钟
左右。

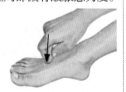
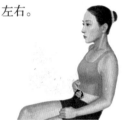

（3）痰湿不孕症加
用三指按揉法按揉脾俞穴
2分钟左右。

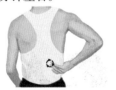

小贴士

1. 节制房事，劳逸结合。
2. 克服紧张、焦虑情绪，
保持心情舒畅。
3. 婚后短期内不欲生育
者，应采取有效的避孕措
施，避免反复人工流产。

产后小便异常 ✚

产后小便异常是指女性产后发生小便不利、尿频、小便失禁等症。主要表现为新产后小便点滴而下，甚至闭塞不通伴小腹胀急疼痛，或产后小便次数增多，或尿液失禁自行流出。

【常用穴位区】

●气海穴　●关元穴　●中极穴　●肾俞穴　●命门穴　●膀胱俞穴　●阴陵泉穴　●行间穴　●三阴交穴　●阳池穴

按摩方法 🖐

首先要判断出产妇的产后小便异常属于哪种类型，然后根据类型选择适当的按摩方法治疗。由于产妇产后体质较弱，一般多由家人帮助按摩。

❶ 基本手法（无论哪种类型均做）

（1）用拇指端点法点按气海穴、关元穴、中极穴等穴各2分钟左右。

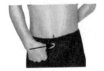

（2）用掌摩法摩小腹部
5分钟左右。

（3）用掌震颤法震颤小
腹部1分钟左右。

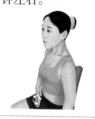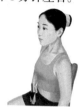

（4）用指按揉法按揉肾俞穴、命门穴、膀胱俞穴等穴
各2分钟左右。

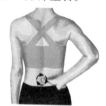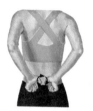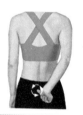

（5）用拇指端点法点按阴陵泉穴、行间穴等穴各1分
钟左右，用力以被按摩者局部微有酸胀感为度。

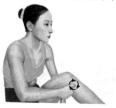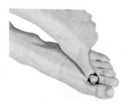

❷ 根据病情加减

（1）肺肾气虚证加

①用拇指按揉法按揉阳池穴、水泉穴、孔最穴等穴各1分钟左右。

  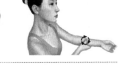

②用掌分推法分推腰部1分钟左右。

③用掌平推法从上到下推下腹部1分钟左右。

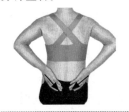 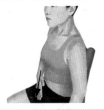

（2）产伤证加

①用掌摩法横摩腹部3分钟左右。

②用掌搓法搓中脘穴2分钟左右。

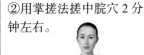

慢性盆腔炎 ➕

【常用穴位区】

●神阙穴　●箕门穴　●命门穴　●带脉穴　●中脘穴　●水道穴
●气海穴　●章门穴　●丘墟穴　●血海穴　●归来穴　●百会穴

按摩方法 ✋

❶ 基本手法（无论哪种类型均做）

（1）用一手的掌摩法摩
小腹部3分钟左右。

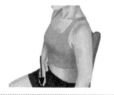

（2）用一手的掌揉法揉
神阙穴3分钟左右。

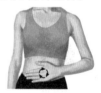

（3）用五指叩点法叩点
箕门穴1分钟左右。

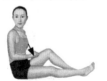

（4）用一手的掌擦法横
擦肾俞穴、命门穴，以透
热为度。

（5）用掌搓法或指按揉法按揉带脉穴、期门穴、中脘穴、气海穴、关元穴、水道穴、肝俞穴、脾俞穴、大肠俞穴、关元俞穴、章门穴等穴，每穴1分钟左右。

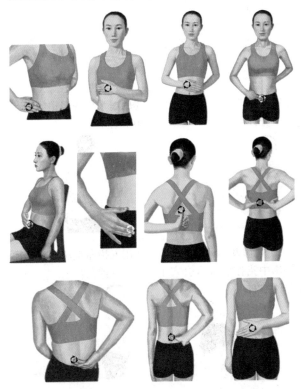

❶ 根据病情加减

（1）肝郁湿热证加

①用拇指端点法点按三阴交穴、丘墟穴、太冲穴，每穴1分钟。

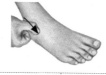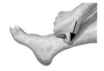

②用五指叩点法叩点血海穴1分钟左右。

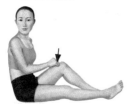

③用虚掌拍法轻拍骶髂部30秒左右。

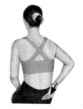

（2）血虚寒湿证加

①用中指按法按百会穴1分钟左右。

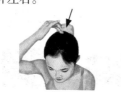

②用五指叩点法叩点血海穴1分钟左右。

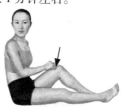

③用拇指端点法点按三阴交穴、合谷穴各1分钟左右。

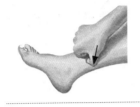
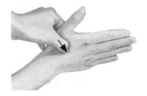

④用拇指弹拨法弹拨足三里穴1分钟左右，用力大小以被按摩处微有酸胀感为度。

⑤用三指按揉法按揉归来穴2分钟左右。

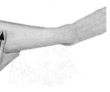
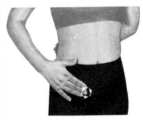

（3）气滞血瘀证加
①用三指按揉法按揉归来穴2分钟左右。

②用捶法叩击腰骶部30秒左右。

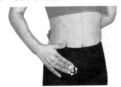
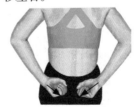

性冷淡

【常用穴位区】

●膻中穴 ●气海穴 ●关元穴 ●中极穴 ●肾俞穴 ●命门穴 ●八髎穴 ●神门穴 ●合谷穴 ●委中穴

按摩方法

① 用指摩法摩膻中穴、气海穴、关元穴、中极穴各 2 分钟左右。

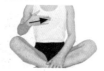
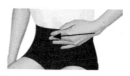

② 用掌摩法摩小腹部 5 分钟左右。

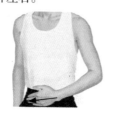

③ 用掌平推法平推肾俞穴、命门穴 2 分钟左右。

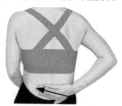

❹用拇指按揉法按揉神门穴、合谷穴、支沟穴、居髎穴、大巨穴等穴各 1 分钟左右。

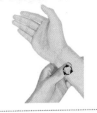
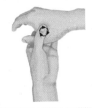

❺ 用掌分推法分推腰部 2 分钟左右。

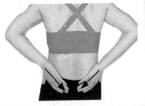

❻ 用掌搓法搓八髎穴，以透热为度。

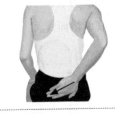

❼ 用掌按法按大腿内侧肌肉 2 分钟左右。

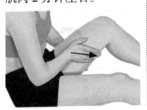

❽ 用五指拿法拿大腿内侧肌肉 3 分钟左右。

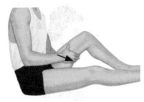

美目 🩹

【常用穴位区】

●百会穴 ●上星穴 ●攒竹穴 ●睛明穴 ●承泣穴 ●太阳穴 ●迎香穴 ●地仓穴 ●山根穴 ●头维穴 ●印堂穴 ●四白穴 ●阳白穴 ●承浆穴 ●鱼腰穴

按摩方法

❶ 搓掌浴面 6 次。

❷ 点按百会穴 6 ~ 8 次。

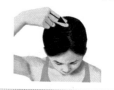

❸ 按揉头维穴 1 分钟。

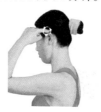

❹ 揉印堂穴、四白穴、太阳穴、迎香穴各 1 分钟。

⑤ 按压上星穴、阳白穴、攒竹穴各 6 ~ 8 次。

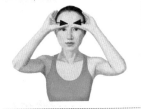

⑥ 掐鱼腰穴 6 ~ 8 次。

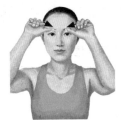

⑦ 分抹双眉 6 ~ 9 次。

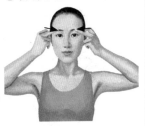

⑧ 点按睛明穴 8 ~ 10 次。

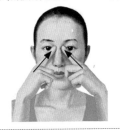

⑨ 弹打山根穴 30 秒。

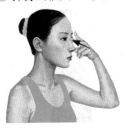

⑩ 推抹口唇，分别经过人中穴、地仓穴、承浆穴等穴 6 ~ 8 次。

丰胸 🔷

【常用穴位区】

● 膻中穴　● 中脘穴　● 神阙穴

按摩方法 🔷

❶ 揉摩膻中穴 1 分钟。

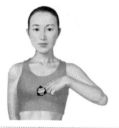

❷ 揉摩胸胁 1 分钟。

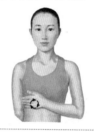

❸ 点按中脘穴 10～15 次。

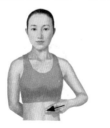

❹ 揉神阙穴 1 分钟。

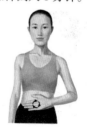

瘦腰

【常用穴位区】
● 肝俞穴　● 脾俞穴　● 胃俞穴　● 肾俞穴　● 命门穴
● 八髎穴

按摩方法

❶ 点按肝俞穴、脾俞穴、胃俞穴、肾俞穴各4～5次。

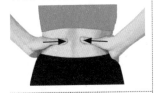

❸ 搓摩腰骶肾俞穴、命门穴、八髎穴各1分钟。

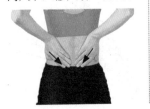

❷ 揉摩全腹1分钟。

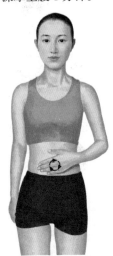

细臂 💊

【常用穴位区】

● 合谷穴　● 内关穴　● 劳宫穴

按摩方法 ✋

❶ 捏揉肘部 1 分钟。

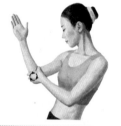

❷ 按压内关穴 1 分钟。

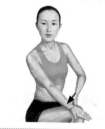

❸ 按压合谷穴 1 分钟。

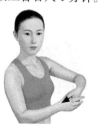

❹ 揉劳宫穴 1 分钟。

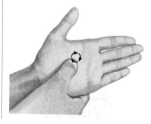

美腿 ✚

【常用穴位区】

● 足三里穴　● 太冲穴　● 血海穴　● 三阴交穴　● 涌泉穴　● 环跳穴　● 居髎穴　● 风市穴

按摩方法 🗒

① 按居髎穴、环跳穴各 1 分钟。

② 点按风市穴 8 ~ 10 次。

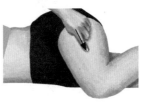

③ 按揉血海穴 1 分钟。

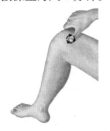

④ 按揉三阴交穴 1 分钟。

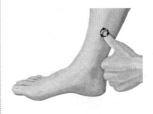

⑤ 按揉足三里穴 1 分钟。

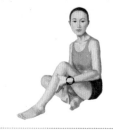

⑥ 捏拿下肢 3 分钟。

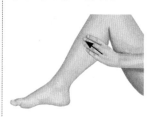

⑦ 按揉太冲穴 1 分钟。

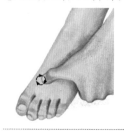

⑧ 小鱼际擦涌泉穴，以透热为度。

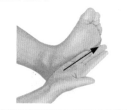

⑨ 搓摩足部 1 分钟。

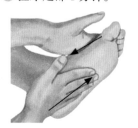

自我防病治病的特效妙方
家庭医疗保健的必备良方